LA PENÚLTIMA OPCIÓN

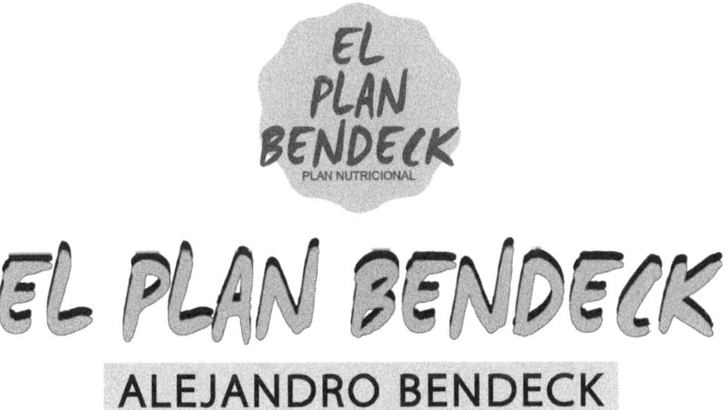

EL PLAN BENDECK

ALEJANDRO BENDECK

Desaprende todo lo que sabes de nutrición, porque estás a punto de conocer un plan nutricional flexible para mejorar la salud, la autoestima y como extra, tu cuerpo... Y lo mejor, con productos comunes que normalmente compras en un supermercado.

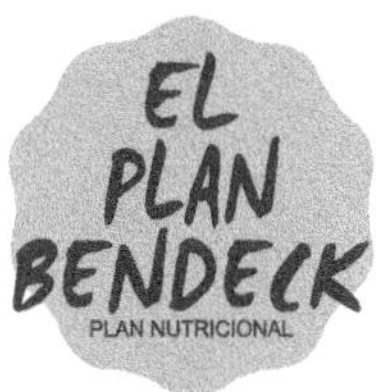

La penúltima opción EL PLAN BENDECK

UN ESTILO DE VIDA FLEXIBLE

Este libro expone y contempla las ideas del autor bajo su punto de vista, soportado por investigaciones y conocimiento adquirido durante varios años y probadas en sí mismo. Este libro no pretende diagnosticar, recetar o medicar ninguna enfermedad. Este plan o método o inclusive el autor, no puede hacerse responsable de los problemas asociados a su práctica o un mal uso de la información. El autor recomienda consultar obligatoriamente a un médico o un profesional de la salud. Este es un libro exclusivamente de carácter informativo.

Autor y editor:
Alejandro Bendeck Guzman

650 NE 32 nd St Miami Florida
Contacto: Cel. +57 300 2507842

No está permitida la reproducción total o parcial de este libro sin la autorización del autor.
Ley 23 de 1982 - Derechos reservados©

ISBN: 978-958-48-9609-4

****

Diseño & Diagramación.
Mila Muñoz Desales

Impreso en Cartagena por:
GRAFITÉ LITOGRAFÍA
Pic del Cerro Cra. 17 No. 29B-07, Local 1
Tel. 6917253 - Cels.: 315 5272890 - 300 6631149
E-mail: anfileom@hotmail.com

1a. edición: septiembre de 2020 - Colombia
Tamaño 14 x 21 cms, 256 páginas, pasta blanda

2a. edición: enero de 2021 - Colombia
Tamaño 14 x 21 cms, 260 páginas, pasta blanda

Cartagena, enero de 2021

Índice

Prólogo

Qué delicia leer este texto instructivo y lleno de ricas recomendaciones que nos enseñan que antes de una lipoescultura o cirugía bariátrica, merecemos una penúltima oportunidad para disminuir nuestro peso, sobre todo aislarnos del tan nocivo síndrome metabólico conformado, inicialmente, por la obesidad y que a su vez arrastra la hipertensión arterial y la diabetes. Si queremos mejorar esta situación, debemos darle la oportunidad a **EL PLAN BENDECK**©.

Nuestro organismo y nuestra vida serán eternamente agradecidos, en especial, por habernos enseñado a comer saludable y mantener un peso adecuado, así de sencillo.

Todo el texto es desarrollado en un lenguaje práctico, directo y, sobre todo, con el sabor caribe y cartagenero que le imprime Alejo a su obra; esto te lleva a iniciar su lectura, tomar notas, grabar mucha información y bajo ninguna circunstancia dejar de terminar de leerlo.

Es un redescubrimiento de medidas sanas, con alimentos naturales, al alcance de todos y, especialmente, lo digo por experiencia propia, me llevó a reducir 12 kilos en dos meses y sin ejercicio. Jamás me imaginé que sin pasar hambre y sin ejercicio lograría esa meta.

Me parecieron geniales los nombres y la temática de cada capítulo; en ningún momento se hace pesado y, por el contrario,

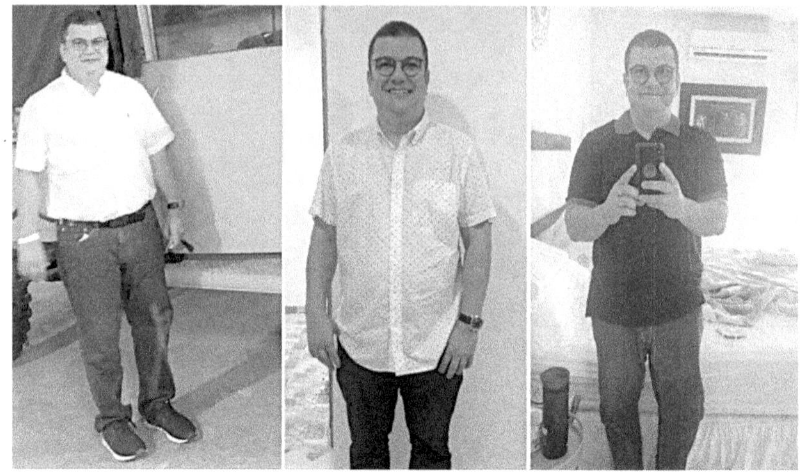

es una lectura amena pero con mucho soporte científico, médico y nutricional, lo que le da seriedad y validez a su contenido.

Al final del plan nutricional aprendí tantas cosas que desconocía, a pesar de mi formación como médico anestesiólogo. Complementé mis conocimientos con la lectura de este libro y resalto la interacción diaria con Alejo quien me ayudó y me motivó a alcanzar mi meta.

Gracias Alejo, estos son los granitos de arena que construyen un mundo mejor.

A los lectores ánimo, que esto sí funciona.

Esto no es cuento chino.

Juan José Morales Tuesca
Edad 53 años
Médico anestesiólogo
Miembro de la Junta Directiva Nacional de la
Sociedad Colombiana de Anestesiología

Introducción

Ya por fin tomaste la decisión de realizarte una cirugía estética como última opción para poder quitar esa grasa acumulada, ese sobrepeso o ese abdomen sobresaliente, tal vez te decidiste por una lipoescultura o, quizás, por una cirugía bariátrica porque ellas son las que solucionarán ese problema, es decir, la cirugía sería tu última opción para poder cumplir tus objetivos. Hoy te digo que antes de esa última, ensaya una penúltima… ENSAYA EL PLAN BENDECK©.

Vivimos rodeados y bombardeados de mitos y leyendas *fitness*, que nos invaden a diario de mucha información, la gran mayoría de ellas inservibles, que sólo nos llevan a un camino que puede atentar con nuestra salud y nuestro dinero. Dicha información proviene, principalmente, de dos fuentes: medios digitales como Facebook, páginas web, Instagram, YouTube, y demás redes sociales y otra fuente a la que yo llamo "chisme *fit*", es ese tipo de información que llega a nuestros oídos porque escuchamos que: "a un amigo le funcionó esta crema chupa grasa o en la oficina hay una amiga de otra amiga que utilizó pastillas de jengibre que queman grasa localizada o que, la orina en ayunas nos adelgaza".

Qué grandes mentiras nos han vendido durante todos estos años, y me atrevo a decir que las cosas van a empeorar con el tiempo, de eso estoy seguro. Cada día nos encontraremos con muchísimas más locuras que, al final, sólo juegan con nuestra salud y nuestro dinero. Por eso escribí este libro, para parar con tantas falacias o mentiras disfrazadas de verdades absolutas. Basta ya de esta mierda alimentaria, que nos quieren vender como saludable y no lo es. Mi obligación con este mundo es aportar un granito de arena hacia la verdad y hacia lo correcto, con el fin de combatir este desastre alimentario.

La gran mayoría de dietas y productos que nos prometen muchos "kilos menos" en unos cuantos días, que hacen que hasta el más incrédulo llegue a creer en esta "maravilla" de información, nos lleva a adentrarnos en un mundo lleno de peligrosos atajos poco saludables, que solo nos enfermarán a futuro.

Dietas y productos que parecen traídos del "más allá", que nos juran y prometen "maravillas" para nuestro cuerpo, con resultados casi que al instante. Todo esto nos lleva a caer "redonditos en sus brazos", arrullados por sus "perfectos beneficios".

Lamento decirte que este tipo de dietas que prometen resultados rápidos, sólo serán por un corto tiempo, ya que al ser muy restrictivas terminan aburriendo hasta al más comprometido y por ende, al retomar con tu alimentación de forma regular, tus niveles de ansiedad por comer se duplicarán, dando un efecto rebote que te hará recuperar la grasa o los "kilos perdidos" tan rápido como los bajaste. Por otro lado, también llegan a ser insostenibles y terminan como todas esas cosas que no funcionaron, en el olvido o en la basura (como tu ex).

Dietas que nos han mostrado lo difícil que son para realizarlas y sostenerlas, que sólo nos llevan al final del camino de la deserción por restringirnos tanto. Esas "dietas milagrosas" y demoníacas a la vez, que un sinnúmero de personas intentan y realizan todos los días, terminan siendo abandonadas por falta de creatividad, flexibilidad y coherencia.

EL PLAN BENDECK© es un plan nutricional muy flexible, que busca simplificar y evolucionar la forma de alimentarnos, sin riesgos de descompensar o alterar nuestro equilibrio metabólico, consumiendo incluso arroz blanco o papas fritas con salsa de tomate, sin llegar a acumular más grasa en nuestro cuerpo.

Ya es hora de mostrar el otro lado de la alimentación, ese que se puede llevar de forma saludable sin pasar hambre, dándonos la libertad para llevarnos a la boca lo que más nos gusta de una forma correcta y sin remordimientos.

Quiero enseñarte a ti, mi manera de ver la alimentación, yo la veo desde un punto de vista muy práctico y simple, utilizando todo lo que nos rodea, sin tener que comprar cosas raras y costosas para mantenernos saludables.

Mi intención es mostrarte que sí es posible estar saludable con lo que puedes comprar en una plaza de mercado o en un supermercado de bajo costo. Ese cuento de que obligatoriamente debemos comprar y utilizar productos costosos, adquiridos en tiendas especializadas del mundo *fitness* para lograr un cuerpo atlético, es un cuento obsoleto, tanto como lo son todas esas dietas que nos limitan y prohíben muchísimas cosas… ¡eso ya pasó a la historia! Aguantar hambre, comer poquito, colocarse balines en las orejas, dietas líquidas, "eliminar las harinas" y todas esas pendejadas que nos venden como benéficas, nada de eso, actualmente, se hace práctico y sostenible con el tiempo.

Todo esto de lo que estoy hablando, se resume en una sola palabra, y es de lo único que me interesa mejorar en ti, no hablo de lo físico, hablo de tu SALUD, porque la parte estética es la recompensa por tu gran esfuerzo, eso es un regalo; primero me interesa mejorar tu salud, y con ella, tendrás todo el tiempo del mundo para ser una persona más atractiva y segura de sí misma, para mostrarles a todos lo que eres capaz de lograr con tu disciplina.

Este libro te será de mucha ayuda, aunque pienses que es "lo mismo con las mismas" debo decirte que no será así, porque sé, con toda firmeza, que esto cambiará tu vida para siempre. Escribí este libro para poder llegar aún más lejos, a personas que no me conocían, como tú, para mejorarles su alimentación, su salud, su autoestima y su forma de ver la vida, quiero cambiar al mundo, por eso lo escribí.

Acá te enseñaré conceptos básicos para que entiendas no sólo cómo comer, sino el porqué de las cosas que te llevas a tu boca, quiero explicarte todo al detalle para que seas fuerte en conocimiento, y luego, con razones de peso, puedas tomar decisiones correctas a la hora de alimentarte. Es comer con inteligencia y no "tragando entero".

Bienvenidos a la evolución de la alimentación, bienvenidos a **EL PLAN BENDECK**©.

Capítulo 1

¿Qué nos llevamos a la boca?

El ser humano, con el tiempo, ha estado en una constante evolución, que lo ha adaptado al entorno que lo rodea a medida que avanza nuestro mundo. Dicha evolución, se ha manifestado no solamente en la parte física, psicomotriz y mental, sino también en su forma de alimentarse.

En la antigüedad, si partimos del hombre de la Edad de Piedra, o inicio de la era Paleolítica, se alimentaba de manera muy simple cazando animales como fuente de proteína, seguida de algunos frutos y tubérculos, que periódicamente se conseguían. Dichos alimentos eran 100% naturales libres de químicos, aditivos o cualquier otro ingrediente artificial.

Ahora bien, si viajamos a una época más actual, esa época cuando nuestros abuelos gozaron también de alimentos realmente naturales, en un entorno ambiental más sano, con menos contaminación que hoy en día, cuando la salud de las personas se notaba increíblemente, esa época cuando no existían productos industrializados, esos alimentos procesados y modificados genéticamente, que hoy en día entran casi que a diario en nuestro estómago, esa linda época que no regresará y que la gran mayoría de nosotros no conocimos.

Si entramos en detalle, hace un par de años no se utilizaban pesticidas, conservantes, grandes cantidades de sodio, etc. Las personas no padecían de tantas enfermedades como las que hoy se presentan, patologías que antes no se conocían porque la alimentación era de alta calidad, sin procesar.

Hoy en día las grandes industrias alimentarias utilizan todo este tipo de químicos en los alimentos para mejorar su comercialización, hacerlos más atractivos, ser más adictivos y alargar la vida de estos, pero lamentablemente acortan la nuestra, haciéndonos a nosotros más atractivos para la muerte. Dato para tener en cuenta.

Es por eso, que nuestro cuerpo y nuestro organismo debe evolucionar, con el objetivo de crear un ambiente ideal para llevar una vida saludable, en este mundo enfermizo e industrializado.

Inicio con este tema porque es de vital importancia, de ahora en adelante, ser más conscientes al llevarnos los alimentos a la boca, saber exactamente que nos aportan: proteínas, carbohidratos y/o grasas para tener una base sólida y cumplir con el objetivo principal de **EL PLAN BENDECK©**, mejorar la salud.

CALORÍAS

¿Qué son las calorías?

Bueno, primero que nada, empecemos diciendo que este término ha sido muy satanizado con el pasar del tiempo, ya que nos han vendido la idea, a lo largo de nuestra vida, que calorías es sinónimo de grasa y obesidad, lo cual no es así. Caloría es un término que se refiere a una unidad de energía para nuestro cuerpo, que puede ser obtenida de tres macronutrientes, aunque realmente se habla de cinco: las proteínas, los carbohidratos, las grasas, el agua y los alcoholes, siendo este último descartado y no tenido en cuenta, por su aporte poco saludable al organismo. Más adelante hablaré de él. Sólo nos enfocaremos en los tres primeros:

• **Proteínas:** 1 gramo contiene 4 calorías.

• **Carbohidratos:** 1 gramo contiene 4 calorías.

• **Grasas:** 1 gramo contiene 9 calorías.

• Alcohol: 1 gramo contiene 7 calorías.

Para tener una alimentación balanceada, debemos incluir en cantidades correctas estos **tres macronutrientes: proteínas, carbohidratos y grasas.** Ahora bien, profundicemos acerca de ellos, a saber:

LAS PROTEÍNAS

Mi macronutriente favorito. Es de vital importancia su consumo ya que aporta una correcta alimentación de los músculos, aunque también tiene un papel importante en el funcionamiento de nuestro organismo, en nuestra piel (colágeno), nuestro cabello, a nivel

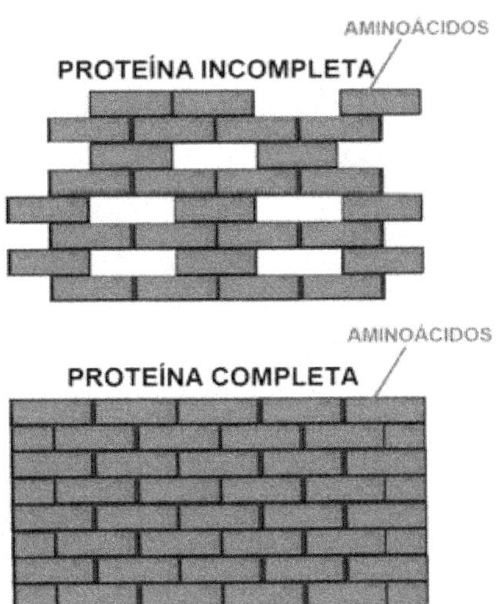

celular, genera enzimas y anticuerpos, nos ayuda a producir costras al tener una herida, en fin, es vital su consumo.

Puntualmente, si hablamos de nuestros músculos y si queremos conseguir una hipertrofia (crecimiento) muscular debemos consumirlas de manera regular en nuestra alimentación.

En resumen, si no queremos perder masa muscular, debemos consumir proteína. Recuerda una vieja frase que dice: "ejercicio y proteína hace músculos fuertes".

Científicamente hablando (perdón por hablarte tan serio), las proteínas, son cadenas de aminoácidos que tienen un papel clave en casi todos los procesos biológicos. Los aminoácidos son la base de las proteínas. Para ser más claro, es como tener una pared (proteínas) y los bloques o ladrillos que conforman dicha pared serían los aminoácidos.

En **EL PLAN BENDECK**© es importante llevar una alimentación rica en proteínas sea de origen animal o vegetal, siendo la primera la mejor opción.

Ahora bien, no estoy diciendo que la proteína de origen vegetal no sea buena, pero en la gran mayoría de los alimentos ricos en proteína vegetal, no encontraremos todos los aminoácidos que tu cuerpo necesita, es decir no tenemos una "pared" con todos sus bloques o ladrillos haciéndola un poco inestable, tendríamos que realizar combinaciones de alimentos vegetales para obtenerlos todos, ejemplo como combinar cereales y hortalizas durante la semana.

Si comparamos una proteína de origen animal, por ejemplo, 100 gramos de pechuga de pollo versus 100 gramos de fríjol, tendríamos mayor cantidad de aminoácidos presentes en el pollo que en este grano.

¿Entendido?

Los aminoácidos que existen se dividen en dos clases principalmente: esenciales y no esenciales.

Los **aminoácidos esenciales** son aquellos "ladrillos" que nuestro organismo no es capaz de producir por sí mismo y debe obtenerlos de la alimentación que le damos a nuestro cuerpo.

Esos aminoácidos son: histidina, fenilalanina, isoleucina, leucina, lisina, metionina, treonina, triptófano y valina.

Aminoácidos no esenciales son esos "ladrillos" que pueden ser producidos por nuestro organismo, ellos son:

Alanina, arginina, asparagina, ácido aspártico, cisteína, ácido glutámico, glutamina, glicina, prolina, serina y tirosina.

Perdón por llenarlos de nombres raros, pero deben conocerlos.

En resumen, si nos fijamos en la proteína debemos saber que es un macronutriente utilizado en el cuerpo para crear o formar nuevos tejidos musculares u órganos, o para repararlos si han sufrido estrés (ejemplo: al ejercitarnos en el gimnasio). Ningún otro macronutriente (carbohidratos, grasas y alcohol) tiene esa función reparadora, por lo que, si tenemos un plan nutricional bajo o pobre en proteínas, no vamos a tener capacidad de recuperar o regenerar nuestros músculos, algo vital para todos los seres humanos, no sólo para los que hacemos deporte, sino también para personas sedentarias o que sólo caminan dándole un par de vueltas al parque.

LAS GRASAS Y EL COLESTEROL

Llegamos a un tema bastante tenebroso para muchos. En el mercado y las industrias alimentarias, nos han vendido la idea que la grasa es la culpable de la mayoría de casos de obesidad, y que debemos consumir bajos en grasas o sin ellas y todo libre de colesterol. Ahora bien, valiéndose de ese miedo infundido, lanzan al mercado productos "bajos en grasas o 0% grasas" que luego son vendidos como *fitness* o saludables. Lamento decir que este tipo de publicidad es un engaño y debemos ser conscientes de ello.

Si encuentras un producto que diga: "reducido en grasa", "bajo en grasa", "sin grasa", realmente restará un par de calorías a dicho producto, pero te engordará de igual forma. Preocúpate más por el azúcar que contiene ese alimento, más que por su grasa.

Recomiendo grasas de origen vegetal como las encontradas en: los aguacates, el aceite de coco, el aceite de oliva, las semillas, los frutos secos (maní, almendras, pistachos, marañón, entre otros). No confundir con los aceites procesados como aceite de girasol, de canola, de palma, etc.

Según el estudio **PURE (Prospective Urban Rural Epidemiology)**, publicado en el 2017 en la revista **The Lancet**, basado en un trabajo observacional que recopiló datos de 18 países y más de 135000 personas que analizó la relación entre grasas, carbohidratos, enfermedad y mortalidad cardiovascular, arrojó como resultado final un importante descubrimiento, el cual concluyó que:

"El elevado consumo de carbohidratos se asoció con un mayor riesgo de mortalidad, mientras que la grasa total y los tipos individuales de grasa, se relacionaron con una menor mortalidad. La grasa total y los tipos de grasa no se asociaron con enfermedad cardiovascular, infarto de miocardio o mortalidad por enfermedades cardiovasculares, mientras que la

*grasa saturada tuvo una **asociación inversa**, con el accidente cerebrovascular. Las directrices dietéticas mundiales deben reconsiderarse a la luz de estos hallazgos".*

¿Todavía sigues pensando que la grasa es tu peor enemigo?

Por otro lado, solo ten cuidado con el consumo de grasas trans, que son un tipo de grasas que se producen al convertir aceites líquidos a sólidos (hidrogenación industrial). Este proceso es usado para fabricar margarina (no confundir con mantequilla), mejorar los aceites vegetales y hacerlos más duraderos, optimizar su sabor y textura a productos como: galletas, galgerías, cereales, etc.

Esto es bueno para las industrias, pero fatal para la salud. Si bien en los productos lácteos o cárnicos hay una minúscula cantidad de estas grasas (casi que despreciables), no son un problema comparado con las producidas artificialmente en las cuales las cantidades sí son preocupantes.

Mucho ojo a ese aceite en el cual has freído desde hace mucho tus alimentos, y no lo desechas porque todavía *"se ve bueno y clarito"*, ese uso excesivo produce grasas trans. *¡Cambia ese aceite y deja de ser tacaño con tu salud!*

EL COLESTEROL

Debo recordarte que a partir del colesterol nuestro cuerpo produce unas hormonas importantes como la testosterona, los estrógenos, la progesterona, el cortisol, la aldosterona, también membranas celulares, sales biliares, vitamina D, interviene en el correcto funcionamiento del cerebro, entre otros.

En el **capítulo 5: *25 mitos urbanos sobre la vida saludable***, amplío este tema tan importante.

En fin, me gustaría preguntarte algo: *¿eres consciente de la importancia de las grasas y el colesterol en tu cuerpo?*

- Un bajo nivel de colesterol puede afectar de manera negativa el cerebro, también está relacionado con desarrollar Parkinson, ansiedad, depresión y la lista sigue... Ahora bien, entendamos que si tienes problemas asociados para digerir o absorber las grasas, sería bueno buscar su consumo acompañado de una orientación médica adecuada.

- El aceite de coco, de oliva, el aguacate, los frutos secos, la chía, el salmón, el aranque, la trucha y el atún son alimentos ricos en grasas saludables.

- El cortisol, normalmente se libera durante situaciones estresantes o porque tenemos muy bajo el azúcar en sangre (glucosa).

Es importante porque ayuda a responder ante una situación de estrés, combate infecciones, ayuda a regular los niveles de azúcar en sangre, mantiene la presión arterial y regula el metabolismo. Mantenerse diariamente y por un largo período bajo estrés, preocupaciones, problemas que te quitan el sueño y otros más que no te dejan vivir tranquilamente, puede manifestarse en que el cuerpo reaccione y produzca un exceso de cortisol, lo que reduciría tu masa muscular, alteraría el equilibrio de tu metabolismo y debilitaría el sistema inmunológico (es el que se encarga de protegernos de gérmenes y de todos esos "invasores" para que sean expulsados o eliminados de nuestro cuerpo), dejando al cuerpo vulnerable a enfermedades e infecciones. Toma las cosas con calma, ¡relax!

- La progesterona es una hormona involucrada en el ciclo menstrual femenino, en el embarazo, en la producción de lecha materna y en la formación de un ser vivo. A veces es llamada como "la hormona del embarazo".

- Sales biliares: intervienen en la digestión de las grasas.

- Los estrógenos: principales hormonas sexuales femeninas. Responsables de la regulación del ciclo reproductor de la mujer, así como del desarrollo de la sexualidad femenina antes de la pubertad, las características de la mujer, el crecimiento y formación de los senos y su aparato reproductor, ayuda a la producción de colesterol HDL (denominado colesterol bueno), es importante para reducir la osteoporosis, ayuda a mejorar la piel, uñas y cabello ya que participa en la síntesis del colágeno. Un nivel normal de esta hormona mantiene regulados los cambios de humor y alteraciones en el sueño, estimula la pigmentación de la piel (por eso durante el embarazo, cuando se eleva principalmente esta hormona y la progesterona empiezan a salir manchas o zonas oscuras en la piel, llamadas cloasma gestacional), la curación de heridas, etc.

¿POR QUÉ LA MODA DE LOS ALIMENTOS BAJOS O LIBRES DE GRASAS?

Bueno, remontémonos a los años 60 y 70 en pleno furor de la música disco y los pantalones "bota ancha". Por esa época aparecieron unos estudios que afirmaban que el sobrepeso, aumentar la grasa corporal y la incidencia de las enfermedades cardiovasculares estaban relacionados con las grasas. ¡Listo! sólo bastó este tipo de información para desatar el miedo y

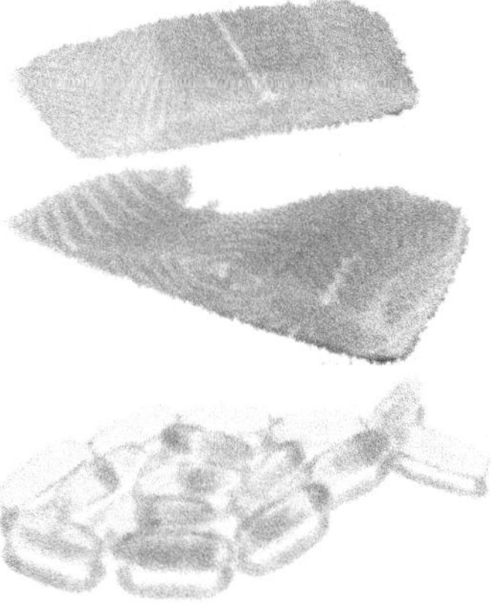

caos frente a las grasas, lo que desencadenó una gran cantidad de productos que "solucionaban ese problema".

En esa misma época y en posteriores se introdujeron al mercado (y hasta la fecha) alimentos *light,* bajos en grasa o sin grasas y también las famosas dietas libres o bajas en este macronutriente, que se vendían como las más saludables y efectivas.

Hoy en día todavía existen dichas dietas y la gente aún sigue creyendo en ellas, por lo que es un gran error aplicar este tipo de métodos radicales a nuestra alimentación. Ahora sabemos la importancia de las grasas.

Alejo, ¿qué grasas recomiendas en mi alimentación habitual?

Te menciono una lista de alimentos ricos en grasas saludables:

• Aguacate

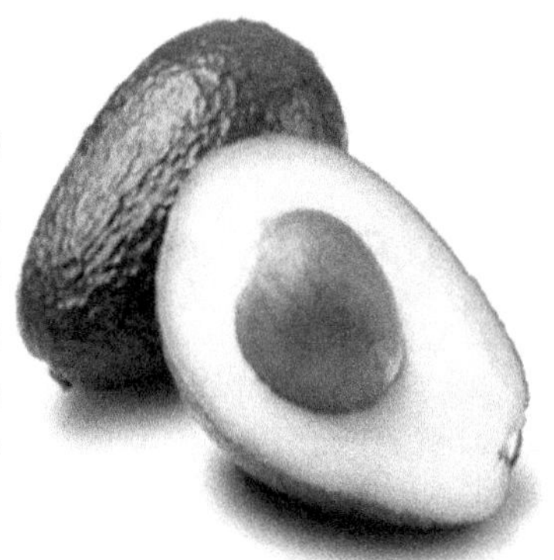

Persea americana, también llamado palto. Muy rico en grasas saludables, vitaminas y minerales. Muchas personas no lo incluyen en su alimentación regular porque piensan que sus grasas le afectarán su "peso" e incrementarán su grasa corporal.

Una porción en las comidas tendrá un efecto positivo en el metabolismo, en el organismo y en la salud cardiovascular. Reduce el colesterol LDL (el colesterol malo) y aumenta el colesterol HDL (el bueno). También existe el aceite de aguacate, que puede ser usado como aderezo en alguna ensalada. No te dé miedo consumirlo.

• Maní

Este fruto, el *Arachis hypogaea*, es comúnmente conocido como cacahuate o cacahuete. También es rico en grasas saludables y es perfecto para comer como merienda, entre comidas principales o adicionarlo en una ensalada. Tiene un gran poder saciante, lo que reduce el riesgo de "pecar" con 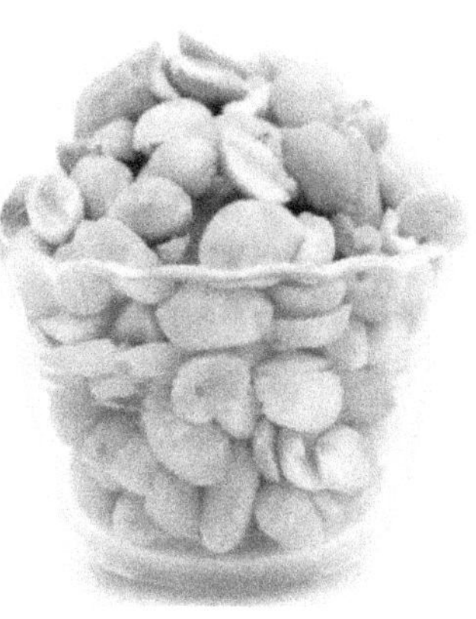 alimentos no aptos para reducir tu porcentaje de grasa como dulces, helados o galletas.

• Almendras

Las almendras hacen parte de los frutos secos más nutritivos que existen. Son ricas en proteína, fibras, vitaminas B y E, grasas saludables y contienen infinidad de propiedades beneficiosas para nuestro organismo. Un puñado (28 gramos aproximadamente), nos aporta casi 15 gramos de grasas y 6 gramos de proteína. Regula su consumo.

• Pistachos

Fruto seco de alto valor nutricional. Un "puñado" o unos cuantos pistachos como merienda, o antes del entrenamiento, será una muy buena opción para evitar la fatiga y la ansiedad. La **FEN (Fundación Española de la Nutrición),** afirma que el pistacho *"ayuda a reducir el riesgo de enfermedades cardiovasculares…".*

Varios estudios científicos sostienen que posee un bajo índice glucémico y también ayudan a regular el nivel de glucosa en la sangre. De igual manera, no se debe exceder su consumo.

• Aceite de coco

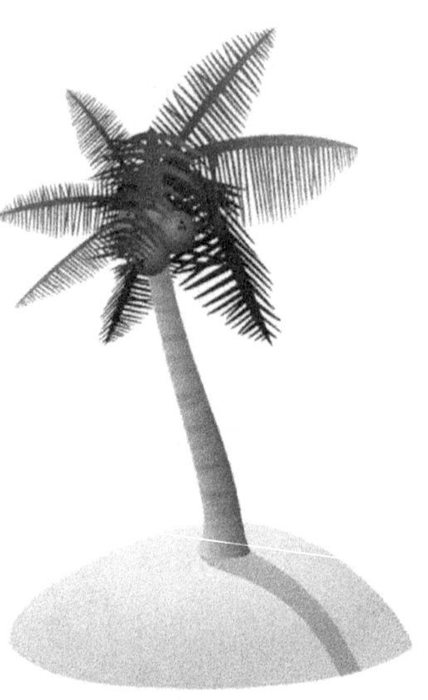

Para mí, una de las mejores grasas saludables que existen. Se puede adicionar a las ensaladas y preparar recetas con este aceite.

Uno de los beneficios de este aceite es que ayuda a nuestro metabolismo, es benéfico para la tiroides, mejora la energía, es rico en ácido láurico, que tiene un gran poder para combatir bacterias y virus, ayuda a mejorar flora intestinal, reduce el colesterol malo (LDL) y posee un gran poder saciante, importante para sentirnos sin hambre durante mucho más tiempo.

Si eres de piel sensible y reseca en tu rostro, un poco de aceite de coco, todas las noches, mejorará notablemente su apariencia e hidratación. Me lo agradecerás de por vida.

• Semillas de chía

Es un alimento de gran valor nutricional, muy rico en proteínas, grasas saludables (principalmente Omega-3), fibra y una excelente fuente de antioxidantes (muy importantes para nuestro cuerpo para preservar la salud).

Quiero profundizar en algo en particular: *su fibra.*

Una parte específica de esa fibra (la soluble) al entrar en contacto con el agua, forma lo que se llama **el mucílago**, que es un **gel** (sustancia viscosa o gelatinosa sin sabor) que ayuda inmensamente al sistema digestivo, creando una especie de "barrera protectora" muy importante, que ayuda a una absorción lenta de nutrientes en nuestro organismo, dando como resultado una "digestión controlada" (algo positivo para los diabéticos).

Una digestión rápida conlleva una rápida elevación de azúcar en la sangre, lo que traería serios problemas en el organismo.

También cabe resaltar que la chía posee un gran poder para saciar y reducir notablemente el estreñimiento. En capítulos posteriores hablaré de esto a profundidad.

Si comparamos 100 gramos de chía versus la misma cantidad de otros alimentos, nos da como resultado lo siguiente, a saber:

1. **Grasas:** es muy rica en grasas.

   Chía: 31 g vs. **Salmón:** 6 g.

Conclusión:

La chía tiene 5 veces más grasas saludables que el salmón.

2. **Proteína:** rica en proteína.

   Chía: 15 g vs. **2 huevos**: 13 g.

Conclusión:

La chía tiene casi la misma cantidad de proteína que 2 huevos.

3. Calcio: rica en calcio.

Chía: 631 mg vs. **Leche de vaca:** 125 mg.

Conclusión:

La chía tiene 5 veces más calcio que la leche.

4. Fibra: rica en fibra.

Chía: 37 g vs. **Piña:** 1,4 g.

Conclusión:

La chía tiene 26 veces más fibra que la piña.

Fuente: USDA

Ya sabemos que este alimento es muy especial y, tal vez, no sabías de los beneficios tan importantes que tiene esta simple semilla. Yo sugiero ser incluida en **EL PLAN BENDECK©**, ya que compensaría muchos "huecos" alimentarios que tenemos a lo largo del día.

LOS CARBOHIDRATOS

Son la principal fuente de energía de nuestro cuerpo, muy posiblemente los conoces como "harinas", palabra mal utilizada para referirse a los carbohidratos. El término "harina" se refiere a un polvo fino que resulta de moler un cereal u otro

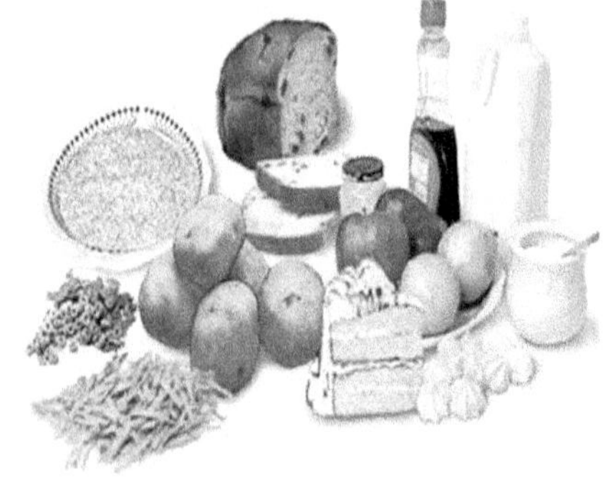

alimento como el maíz, trigo, arroz, etc. Las harinas hacen parte de los carbohidratos. Ahora ya sabemos cómo llamarlos de forma correcta.

Retomemos el tema. El proceso de obtención de energía a partir del carbohidrato, te lo explicaré de una manera simple: llega el carbohidrato a nuestro cuerpo, se hace la digestión convirtiéndose en glucosa (azúcar en sangre) y luego dicha glucosa viaja hasta las células, más exactamente a un punto de la célula que se llama mitocondria, y dentro de ella se produce la energía que utiliza nuestro cuerpo para mantenernos vivos, esa energía es llamada: ATP (trifosfato de adenosina). Un ejemplo para ser entendido es comparar la mitocondria con el motor de un automóvil y la glucosa como la gasolina. ¿Entendido?

El carbohidrato, al igual que las proteínas y las grasas, es un macronutriente que se encuentra **dentro** de algunos alimentos, en unos en mayor cantidad que en otros, ejemplo: hay más carbohidratos en el arroz que en las fresas, otro ejemplo: en el fríjol, las lentejas o garbanzos, encontraremos carbohidratos, pero no en las carnes o el huevo. ¿Quedó claro?

Ahora bien, entendamos que nuestro metabolismo puede estar trabajando de manera óptima o no, dependiendo de las cosas que le damos para mantenerlo vivo. Si le damos, por ejemplo, a nuestro cuerpo carbohidratos "malos" tendremos a un "automóvil trabajando con gasolina de muy mala calidad", pero si le damos carbohidratos de excelente valor nutricional, obtendremos un "automóvil trabajando de manera óptima". No es lo mismo una porción de arroz integral (gasolina de buena calidad) que un helado de chocolate (gasolina de mala calidad).

Debemos tener claro que los carbohidratos se clasifican en dos grupos: simples y complejos.

CARBOHIDRATOS SIMPLES

Son bajos o simplemente no contienen fibra, minerales o nutrientes, son los que debemos **REDUCIR** su consumo (muy de vez en cuando), ya que se descomponen o se digieren velozmente y elevan muy rápido los niveles de glucosa (azúcar) en la sangre, y al elevarse, se produce mucha insulina (que se encarga de regular la cantidad de glucosa de la sangre), lo que dispara la formación y almacenamiento de grasa en nuestro cuerpo.

Te estarás preguntando cuáles son estos… te los menciono: azúcar de mesa o refinada, los helados, las gaseosas, las frutas (en otro capítulo hablaré de ellas), los pasteles o tortas, los dulces, los almíbares, los jarabes, la leche, entre otros.

Por eso, las personas con malos hábitos en su alimentación adictos a estos carbohidratos, tienen serios problemas de sobrepeso.

Evita crear esos excesos de azúcar en la sangre con estos alimentos, por eso te recomiendo que consumas, en cantidades moderadas, **carbohidratos complejos**.

CARBOHIDRATOS COMPLEJOS

Aquí podemos clasificar algunos alimentos ricos en fibra, vitaminas y minerales, que se absorben o descomponen de manera gradual y lenta, lo que es positivo para nuestro organismo, ya que no "despierta" de manera "agresiva" a la insulina, por ende, vamos a reducir el almacenamiento de grasa en nuestro cuerpo, eso sí consumiéndolos en cantidades moderadas.

Los alimentos pertenecientes a este grupo son: la papa o patata, la yuca, el ñame, el plátano verde o maduro, productos integrales como el arroz, pastas, legumbres, granos como las lentejas, el fríjol, los garbanzos y algunos vegetales.

Ahora bien, con esto no estoy queriendo decir que vas a comer estos alimentos en exceso, no. Siempre nuestro consumo debe tener cierta regulación con los carbohidratos, ya que, si no lo hacemos, te convertirás en una persona con sobrepeso y con posibles problemas de salud como diabetes o llegar a provocar un infarto. Ojo, la cantidad es la clave.

Todo esto lo aprenderás a regular con **EL PLAN BENDECK**© de una manera fácil, dinámica y flexible.

Hagamos un pequeño examen:

En una fiesta de cumpleaños, el pastel, torta o pudín ¿sabes qué viene siendo? exacto, carbohidratos simples.

Cuando visitas un restaurante italiano y pides unas deliciosas pastas ¿sabes qué viene siendo? correcto, carbohidratos complejos.

¿Cuál de los dos alimentos piensas que no afecta tanto a la acumulación de grasas en tu cuerpo? indiscutiblemente, las pastas. ¿Entendido?

EL ALCOHOL

Entramos a un tema bastante polémico y duro para muchas personas amantes de las fiestas, reuniones o cualquier "agasajo etílico". Si hablamos de él, puedo afirmar que afecta de manera negativa a nuestro organismo, creando un cuerpo propenso a acumular grasa. Sobra decir que, consumirlo de manera regular, tendrá efectos negativos como: Infertilidad, disfunción eréctil (1), cáncer, hipertensión, en fin, no te alcanzas a imaginar lo perjudicial que puede llegar a ser.

El alcohol es reconocido por la **Organización Mundial de la Salud (WHO**, por sus siglas en inglés)(2-3-4) como un carcinógeno del grupo 1, es decir que, <u>hay pruebas suficientes que indican que puede favorecer la aparición de cáncer</u>.

Pero bueno, no quiero asustar a nadie y tampoco estoy diciendo que tengas prohibido visitar un bar a tomar un par de copas, sí lo podrás hacer, pero mientras estés en pérdida de grasa corporal, mantenlo alejado, ya que esto ralentiza el proceso y puedes llegar a estancarte, por eso te recomiendo que cuando logres llegar a la meta de tu porcentaje de grasa ideal, podrás ingerir un par de tragos. Todo en su momento.

Ahora bien, me gustaría explicarte de manera simple cómo el alcohol es procesado (metabolizado) en nuestro cuerpo: estamos en una reunión y tienes a la mano una gran variedad de cervezas, *whisky,* ron o tal vez unos "shots" de tequila.

Nos tomamos un trago de alguna bebida alcohólica, tal vez un *whisky,* este pasa por el esófago, llega al estómago, avanza hasta el intestino delgado y luego a la sangre, esto ocurre en tan sólo un par de minutos, aunque su velocidad también depende de algunos factores como por ejemplo: si tenemos el estómago vacío o con algún alimento, el sexo, la genética, entre otros. El estómago es el primer órgano que absorbe una parte del alcohol, hablamos de un 20% aproximadamente, luego al pasar al intestino delgado se absorbería el 80% restante. Una vez que el alcohol llega a la sangre, "baña" a todo el cuerpo pasando también por el hígado, que será, principalmente, el encargado de procesarlo.

Listo, el alcohol ya se encuentra en el hígado, ahora será el responsable de transformar o procesar (metabolizar) esas copitas de licor que tomamos. Vale destacar, que una pequeña cantidad de ese alcohol no se alcanzará a procesar y se eliminará por medio de la orina, la respiración e incluso por las lágrimas, la transpiración y la leche materna; cómo vulgarmente se dice: "pasa derecho".

En términos generales, a más alcohol ingerido más propenso serás a acumular grasa, el organismo prioriza el procesamiento de dicho alcohol ya que, al ser algo tóxico, buscará la forma de deshacerse lo más rápido de él (inhibiendo, en mayor medida, el procesamiento de otros macronutrientes), a esto se le suma que el alcohol produce calorías o energía casi que instantáneas y no necesitan el avanzado proceso de digestión que se usa para las proteínas, las grasas o los carbohidratos. En resumidas cuentas, todo lo anterior se traduce en que, mientras más bebas, más tu cuerpo aumentará las "Michelin o llanticas en tu cintura".

La policía y su prueba

Cómo la respiración es una de las formas de eliminar el alcohol, utilizan el famoso "tufo" como herramienta en un retén o control vial policial, en el cual usan un aparato que mide la concentración de alcohol en el aliento; o tal vez te ha tocado ese incómodo momento, cuando un borracho se te acerca demasiado a cortejarte, y te toca "olerle sus palabras".

Licor sin azúcar no engorda

No creas en ese mito que hay bebidas alcohólicas que por no tener azúcar como el *Whisky* no te van a engordar, lamento decirte que **SÍ** lo harán. No te dejes engañar porque todas ellas llevan dicho alcohol y el azúcar sería un agravante extra para tu cuerpo. Ojo al dato.

En resumen, los efectos del alcohol en el organismo son numerosos y diversos. El alcohol, específicamente el etanol, es una potente droga psicoactiva con un número elevado de efectos negativos que pueden afectar de manera grave a nuestro organismo. La cantidad y las circunstancias del consumo tienen un papel importante al determinar la duración de la intoxicación. Por ejemplo: al consumir alcohol después de una gran comida, es menos probable que se produzcan signos visibles a corto plazo de intoxicación, que con el estómago vacío[5]. La hidratación también desempeña un papel importante, especialmente al determinar la duración de las resacas.

Hagamos un pequeño ejercicio: supongamos que sales de rumba con tu pareja a una discoteca a "mover el cuerpo". Llegan y piden una botella de *Whisky* de 750 cc; entonces, haciendo cuentas con la fórmula siguiente y leyendo la etiqueta como te muestro, nos daría... (activa la calculadora de tu celular):

$$\text{Calorías de mi bebida alcohólica} = \frac{\text{cantidad x grados de alcohol x 5,6}}{100}$$

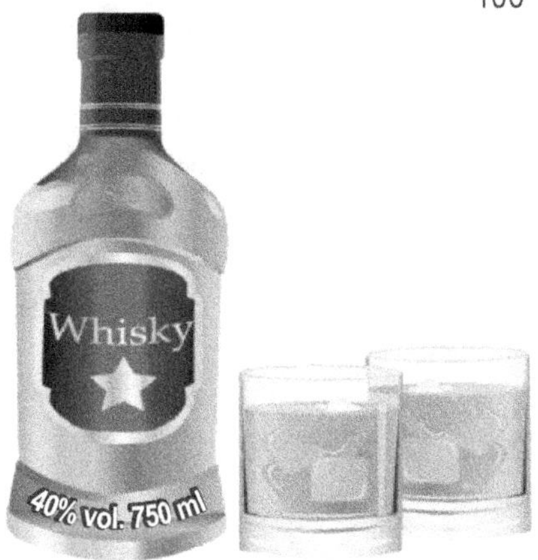

Cantidad: es el tamaño o el total del líquido que tiene la botella. Se expresa en **cc, cm³** (centímetros cúbicos) o **ml** (mililitros). En este caso sería: 750 ml.

Grados de alcohol: es la concentración de alcohol que tiene ese líquido, por lo general viene expresado en **% vol**, **GL** o **%Alc./Vol.**

Nos interesa el número que acompaña esto, en este caso este *whisky* tiene: **40** % vol. ¿lo ubicaste en la etiqueta?

Sabiendo esto, tendrás como resultado las calorías que estás consumiendo.

Calorías de mi bebida alcohólica = 1680

Sí, 1680 calorías solamente del alcohol que consumiste en la discoteca. La ***Administración de Alimentos y Medicamentos de los Estados Unidos (FDA)*** estandarizó que para una persona promedio el consumo debería ser unas 2000 calorías al día aproximadamente, y los dos, en solo un rato, consumieron una alta cantidad de calorías. Ahora ya sabes, que un detalle como este podría afectar negativamente tu pérdida de grasa.

No estoy diciendo que con **EL PLAN BENDECK**© no podrás tomar un par de copas, aquí no está prohibido, solo regulado. En el **capítulo 11** entenderás todo de la mejor forma.

LA FIBRA. LO QUE NO SABÍAS DE ELLA

Me gusta este tema, me parece algo muy importante para mejorar la salud de nuestro cuerpo. Cada día vemos crecer el interés acerca de este hidrato de carbono (carbohidrato), sí es un carbohidrato, pero la ***AACC International,*** organización dedicada a la investigación de los cereales y granos lo define como: *"La parte comestible de las plantas que son resistentes a la digestión y la absorción en el intestino delgado humano, con una fermentación completa o parcial en el intestino grueso…".* Esto quiere decir que la fibra pasa relativamente intacta a través del estómago, el intestino, y sale del cuerpo *(Mayo Clinic, 2019).* No debemos preocuparnos ya que la fibra no nos engordará sino, todo lo contrario, ayudará dentro de **EL PLAN BENDECK**©, a reducir la grasa corporal.

Debemos aclarar que, de forma muy general, podemos clasificar la fibra en dos grandes tipos: fibra soluble y fibra insoluble, aunque también en fermentables o no fermentables por el intestino grueso (colon).

Fibra soluble

Este tipo de fibra se disuelve en agua y se convierte en gel durante la digestión, esto lentifica el proceso digestivo, produce sensación de saciedad. También puede reducir la absorción de ciertos nutrientes como la glucosa. Dichas fibras, se asocian generalmente con la disminución del colesterol en sangre, con el control de la glucemia (azúcar en sangre) y el control de la diabetes [6].

Fibra insoluble

No se disuelve en agua, aumenta el contenido de agua en nuestras heces, por ende, aumenta su volumen y disminuye el tiempo de tránsito intestinal, es decir, nos ayuda a evacuar más rápido, reduciendo el estreñimiento [7-8-9].

Siguiendo con esto, resumo algunos alimentos con contenido de fibra:

ALIMENTOS CON CONTENIDO DE FIBRA		
Alcachofa	Col de Bruselas	Kiwi
Papa	Almendras	Limón
Boniato	Pistachos	Pasta integral
Ajo	Coliflor	Lechuga romana
Maní	Aguacate	Judía verde
Mora	Plátano verde	Chía
Brócoli	Hinojo	Higo
Acelga	Arándano	Sandía
Calabacín	Piña	Tomate
Espárragos	Champiñón	Arroz
Espinacas	Pepino	Lechuga
Calabaza	Pomelo	Aceitunas
Melón	Cereza	Frambuesas
Berro	Berenjena	Fresas

ALIMENTOS EXENTOS DE FIBRA	
Leche	Azúcar
Huevo	Grasas
Carnes	Condimentos

Según un estudio realizado por el **Hospital Universitario La Paz y la Universidad Autónoma de Madrid, España,** estas instituciones concluyeron que, *"la fibra tiene un papel importante en la prevención y tratamiento de múltiples enfermedades..."* (10).

Esto merece ser tenido en cuenta ya que sin una buena alimentación rica en fibra, podríamos tener un desbalance en el funcionamiento de nuestro aparato digestivo. Analicemos un poco, algunas enfermedades que podrían verse mejoradas con el consumo de una dosis correcta de fibra, a saber:

Estreñimiento

Este tipo de problema intestinal afecta mucho a nuestra sociedad hoy en día, lamentablemente perjudica más a mujeres que a hombres: se habla de que por cada hombre estreñido, hay tres mujeres afectadas con este mal. Esto se debe a los continuos cambios hormonales que padecen como períodos de menstruación o embarazo, dañando el correcto funcionamiento del sistema digestivo.

Según la **Fundación Española del Aparato Digestivo (FEAD)**, a nivel clínico, el estreñimiento puede definirse como aquella situación en la que una persona presenta menos de tres deposiciones a la semana, coincidiendo con presencia de heces duras, de escasa cuantía y más secas.

"La fibra alimentaria forma parte de lo que se considera una dieta saludable. Una ingesta rica en fibra es recomendable para prevenir o tratar el estreñimiento ya que incrementa el volumen de las heces, la frecuencia de defecación y reduce el tiempo de tránsito intestinal (11).

Varios factores pueden causar el estreñimiento. Los más comunes están a continuación:

- **Consumo insuficiente de fibras en la dieta.**

- Falta de actividad física.

- Consumo insuficiente de líquidos.

- Ignorar la urgencia de evacuar.

- Estrés y ansiedad.

- Cambios en la rutina, como cuando realizas un viaje.

- Efectos secundarios de una medicación.

¿Cuántas veces vas al baño a realizar deposiciones a la semana? Si vas menos de tres veces, puede que tengas problemas de estreñimiento.

Diarrea

Aunque parezca contradictorio, este problema sí puede verse mejorado con el consumo de <u>fibra soluble</u>. Según la **FEAD,** la diarrea es uno de los trastornos intestinales más frecuentes, de forma que, prácticamente, todo el mundo ha sufrido en un momento u otro de su vida, episodios de diarrea más o menos intensa. Se define como la presencia de heces más líquidas de lo habitual, generalmente acompañadas de un número aumentado de deposiciones (12).

Hay tres tipos clínicos de enfermedades diarreicas:

- **Diarrea aguda**: es un problema común que, generalmente, dura de 1 a 2 días y desaparece espontáneamente.

- **Diarrea persistente:** dura entre 2 y 4 semanas.

- **Diarrea crónica:** dura por lo menos 4 semanas. Los síntomas de la diarrea crónica pueden ser continuos o pueden aparecer y desaparecer.

Causas: infección, alergias, intolerancia a los alimentos, problemas del tubo digestivo, malnutrición, fuente de agua contaminada, falta de higiene y alimentos contaminados (13-14).

Síndrome de Intestino Irritable (SII)

También llamado síndrome del colon irritable. Confieso que lo sufrí desde niño y fue todo un calvario; en algún momento me sugirieron realizar una colonoscopia y bueno, aún me están esperando hace más de 15 años, creo que el miedo me ganó. Lo que sí aprendí, fue a conocer los alimentos que agredían a mi colon, poco a poco fui aprendiendo por prueba y error.

El doctor que me diagnosticó este problema, me eliminó muchos alimentos como:

La lechuga, el repollo (col), los granos, las bebidas gaseosas, y la lista fue extensa. Pero la verdad, no hice mucho caso e inicié mi travesía a conocer mi cuerpo. Me di cuenta de que, la lechuga y el repollo, sí me afectaban; en granos, el fríjol sí, pero las lentejas y el garbanzo no. Las bebidas gaseosas no tanto (sólo en exceso). El consumo de fibra podría mejorar los síntomas del SII como: dolor abdominal, hinchazón, moco en las heces, entre otros. Si sufres de esto, te recomiendo una consulta médica, pero después, sé tu propio juez. Personaliza tu alimentación, todos los cuerpos reaccionan de manera diferente.

Me olvidaba de algo, también estuve medicado con Trimebutina, que tomaba cada vez que aparecía el dolor. Jamás volví a consumirla, solamente con incluir fibra e identificar los alimentos que me causaban problema, solucioné todo. Hoy vivo libre de medicación para este mal.

Diabetes *mellitus* e hiperglucemia (alto nivel de azúcar en sangre)

Numerosos estudios con alto grado de evidencia ponen de manifiesto este papel beneficioso de la fibra en la diabetes tipo 1 y 2. Una alimentación rica en fibra demostró producir un descenso del azúcar en la sangre después de haber consumido alimentos (glucemia posprandial) de hasta el 21% con respecto a una alimentación pobre en fibra (15).

Anotaciones

- La **OMC (Organización Médica Colegial de España)** (16) indica que algunas enfermedades pueden mostrar mejoría al incluir fibra en nuestra alimentación, tales como:

- Caries.

- Estreñimiento.

- Diverticulosis: Los divertículos son pequeñas bolsas que se abultan en el colon o en el intestino grueso (17).

- Síndrome del colon irritable.

- Hemorroides.

- Litiasis biliar: Cálculos o "piedras" en la vesícula biliar.

- Hipercolesterolemia: colesterol alto en sangre.

- Diabetes.

- Obesidad.

- Cáncer de colon.

- Cuando decidas iniciar el consumo de mayor cantidad de fibra, recomiendo lo realices de forma gradual, incluyéndola poco a poco ya que si ingieres mucha de "un solo golpe", podrías generar dolor y distensión abdominal, flatulencias y acumulación excesiva de gases en el intestino y en el estómago (meteorismo).

- Tomar abundante agua con nuestra alimentación rica en fibra.

- La **ADA (Asociación Americana de Diabetes)** recomienda un consumo de fibra entre 20-35 g/día.

- Realizar un consumo mayor a 50 g/día de fibra no aporta ningún beneficio adicional, todo lo contrario, podría provocar problemas de intolerancia (18).

Capítulo 2

Conoce tu cuerpo

Para mí es muy importante que después de leer este libro, tengas conocimientos sólidos para explorar y conocer tu cuerpo de la mejor manera posible, así optimizaremos el proceso de pérdida de grasa y de un estilo de vida saludable.

Lo primero es conocer tu cuerpo, el "espacio" donde vamos a trabajar. Es como estar en una empresa y no saber a qué se dedica o qué produce esa compañía, o dónde está nuestro puesto de trabajo o el computador. Partamos desde el principio: *¡Ubícate y conócete!*

Lo primero es clasificar nuestro cuerpo: te estarás preguntando, *¿cómo el cuerpo humano puede clasificarse si todos somos diferentes?* Pues debo comentarte que en todo el mundo podemos clasificar al cuerpo humano en tres grandes categorías, los llamados SOMATOTIPOS.

Uno de los más resonados quien ayudó a aterrizar este concepto fue **William Herbert Sheldon**, quien hacia 1940 estableció una división en tres categorías de los tipos de cuerpos humanos.

Hoy en día, se utilizan actualizaciones de esta técnica como la de Heath-Carter (1964), muy usada en el ámbito deportivo o una más actual, como las ecuaciones Rempel (1994).

Estas tres categorías son: ectomorfo, mesomorfo y endomorfo.

No entraremos tanto en detalle sobre esta teoría, versiones anteriores (incluso llegaríamos hasta Hipócrates) o algunas variaciones de ella ya que nos centraremos en estas tres formas de clasificación que más adelante aclararemos. Para mí, clasificar el cuerpo atendiendo a su capacidad para acumular grasa y crear músculo es lo que realmente me interesa que aprendas.

Desde que nacemos, la genética nos tiene determinado un tipo de cuerpo (biotipo), a medida que nos desarrollamos e interactuamos con el medio, este se va formando de acuerdo con sus características (somatotipo). Debemos tener claro, que esto determinará nuestro tipo de dieta, deporte y entrenamiento, por ello la importancia de no seguir entrenamientos generales, que no sean personalizados para ti (19).

Bueno, si sales un momento a la calle y empiezas a analizar a cada persona, notarás que todos son diferentes, pero en realidad se pueden clasificar en tres categorías, *¿increíble no?*

Muy posiblemente conoces a un amigo o amiga que come y come muchísimo y jamás engorda, simplemente se mantiene flaco o delgada; o ese que "ni es gordo ni es flaco", está en la "mitad", a veces son llamados en el argot popular como: "trozudos", "rellenitos" o "acuerpados"; o tal vez, conoces a esa persona con un par de "kilos de más" que, desde niño o muy joven, siempre fue y ha sido una persona obesa. Estoy seguro de que ese tipo de personas te suenan muy familiar y que, en algún momento de tu vida, los has notado.

¿Lo identificas en tu día a día?

Sabiendo esto, te presento los tres somatotipos que existen:

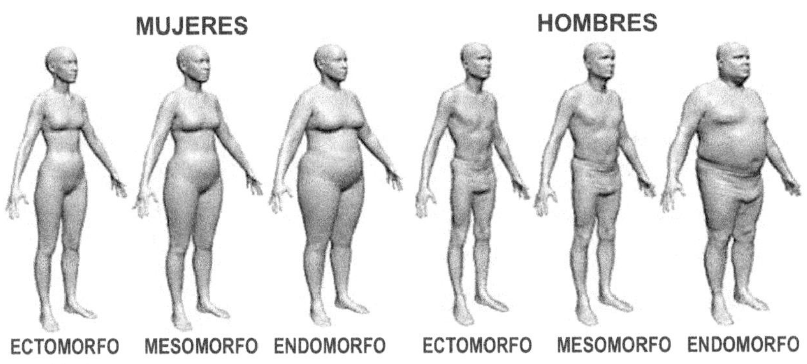

Te presento, de forma general, los somatotipos en el ámbito mundial. Cabe recordar que pueden existir pequeñas variaciones como por ejemplo: una persona con problemas de obesidad no se parezca al endomorfo de la foto, ya que está más grande, pero de igual manera, sí entraría en ese grupo. Espero haber sido claro.

Este tema es muy importante a la hora de aplicar un **plan nutricional** como el mío. Cada uno tiene algunas variaciones en la alimentación y el entrenamiento ya que, por ejemplo, si un **ectomorfo** desea subir en masa magra, deberá incrementar su alimentación con respecto a la cantidad de macronutrientes que una persona **endomorfa** que quiera bajar su grasa acumulada. *¿Me hice entender?*

Lo primero que debemos aprender antes de llegar al tema de alimentación (un par de capítulos más adelante), es conocernos y ubicarnos en el somatotipo al cual pertenecemos, de ahí partimos y luego, podemos definir cuál sería nuestro objetivo inicial: reducir grasa, incrementar nuestra masa magra o definición muscular.

CARACTERÍSTICAS DE CADA SOMATOTIPO

Ectomorfo

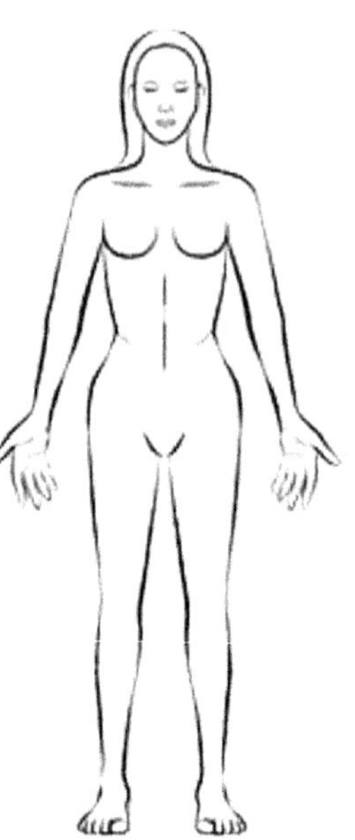

- Se caracteriza por tener un metabolismo acelerado, y quema muchas calorías.
- Tiende a ser delgado por más que coma y coma.
- Posee baja producción de grasa.
- Brazos delgados y largos.
- Caja toráxica y hombros angostos.
- Poco nivel de grasa subcutánea.
- Pecho y abdomen estrechos.
- Poca grasa y pocos músculos.
- Se le dificulta ganar masa muscular y peso.

Endomorfo

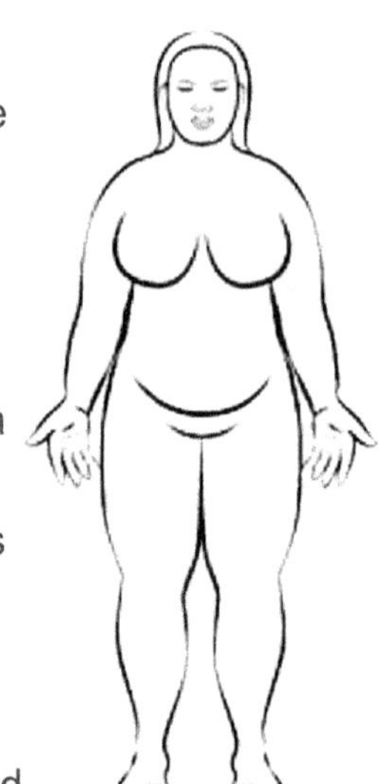

- Es la persona de contextura gruesa, que tiende a ser "gordita".
- Metabolismo lento.
- Tiende a acumular grasa con facilidad.
- Cintura gruesa.
- Debe cuidarse mucho con la alimentación. Todo tiende a engordarlo.
- Se caracteriza por tener extremidades inferiores y superiores cortas.
- Cara, tórax y abdomen ancho.
- Cuello corto.
- Tiene tendencia al sobrepeso y la obesidad.

Mesomorfo

* Se caracteriza por tener un cuerpo muy agradecido con el ejercicio. Tiende a ser atlético.

* Metabolismo considerado normal, generación de grasa normal.

* Tiende a ganar músculos con facilidad.

* No necesita de un entrenamiento fuerte para ganar masa magra.

* Excelente postura.

* Tiende a ganar grasa con mayor facilidad que el ectomorfo, pero no tanto como el endomorfo.

* Forma de "reloj de arena" en mujeres.

* Forma de "V" o cuadrada en hombres.

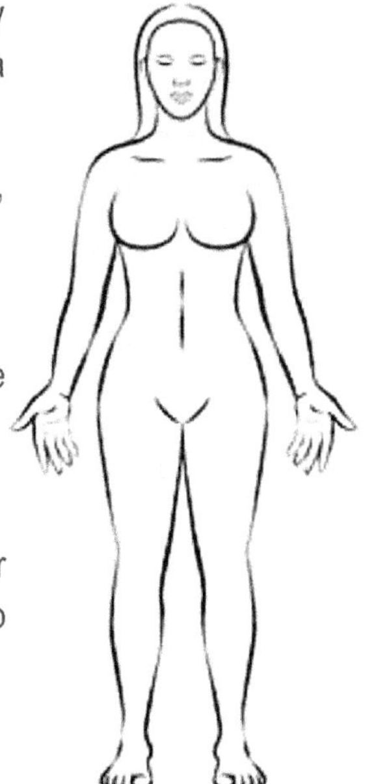

Vale destacar, que hay personas que podrían pertenecer a una "mezcla" de somatotipos, por varios rasgos genéticos y corporales relacionados a la densidad ósea, capacidad de acumular grasa corporal, masa muscular, etcétera.

Si nos adentramos en este tema de la medición en antropometría, encontramos tablas y fórmulas para calcular el somatotipo que eres, pero *grosso modo,* podríamos estimar a qué clase pertenecemos, con sólo realizar una comparación fotográfica de uno mismo, con respecto a los patrones expuestos anteriormente.

¿En cuál somatotipo encajarías?

ÍNDICE O PORCENTAJE DE GRASA CORPORAL

El porcentaje de grasa corporal (IGC) indica cuánta grasa tienes acumulada en tu cuerpo.

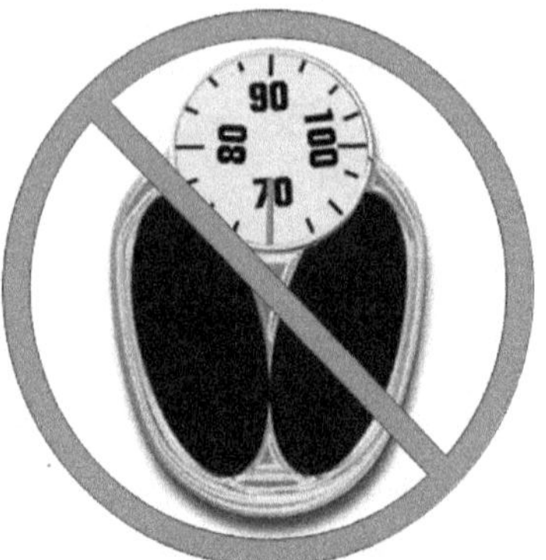

Lo primero que debemos saber es que no es lo mismo bajar de peso, que bajar el porcentaje de grasa de nuestro cuerpo (reducir medidas).

A las personas que viven obsesionadas con pesarse día a día, buscando ver "bajar la báscula", a ese tipo de personas les digo: **¡Esto es un gran error!**

Me preguntarás: *¿Por qué afirmo esto?*

Primero, quiero aclarar el detalle de bajar de peso: cuando la báscula "va hacia abajo" es motivo de alegría porque te has "quitado esos kilos de más", pero OJO, puedes bajar de peso por varios motivos, por ejemplo:

- Pérdida de líquidos.

- Pérdida de la densidad ósea: osteoporosis.

- Pérdida de los músculos.

- Pérdida de grasa.

Como puedes observar, realmente es un dato inexacto porque tiene muchas variables que lo afectan, entonces **NO** podemos confiar en él como siempre se ha venido haciendo. Sácate esa idea de la cabeza de sólo "montarte a una báscula" y ya. De ahora en adelante después de que leas mi libro, aprenderás que lo más importante es reducir tallas y que tendrás a la mano no solamente tu báscula sino también una cinta métrica y un par de fórmulas muy sencillas que te ayudarán a tener un control más exacto.

Ahora bien, reducir el porcentaje de grasa y tallas **SÍ** es lo que nos debe interesar, decir que redujiste, por ejemplo: 10 cm de cintura, 8 cm de cadera, 3 cm de cuello, eso es lo que nos indica que estamos atacando más la grasa.

Por eso **EL PLAN BENDECK©,** es la herramienta perfecta para lograr este tipo de reducción, con una alimentación balanceada rica en proteínas, que nos asegurará un rotundo éxito para restar centímetros a tu cuerpo.

Quiero mostrarte algo:

De lado izquierdo tenemos a una persona de 134 kg antes de iniciar con **EL PLAN BENDECK©,** es su primera foto (en el **capítulo 15** encontrarás su testimonio) y del lado derecho tenemos a un exfisiculturista profesional con un peso de 135 kg.

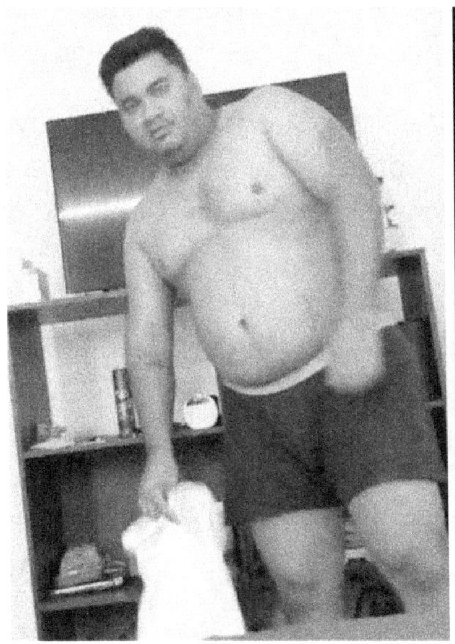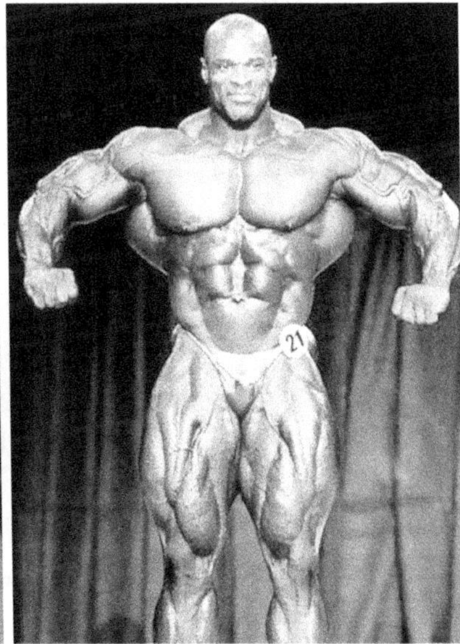

Entonces, ¿por qué si pesan prácticamente lo mismo, sus cuerpos lucen diferentes? Apartando el desarrollo muscular, en gran medida sería por su **porcentaje de grasa**.

Mientras que la persona del lado izquierdo tenía en su momento **34%** de grasa, la persona del lado derecho muy seguramente estaría por debajo de los **7%** de grasa.

¿Todavía te seguirás preocupando por tu peso?

Entonces, muy posiblemente experimentarás tres situaciones en la reducción de tallas:

1. Bajas peso, reduces centímetros.

2. El peso se reduce a menor velocidad, continúas bajando centímetros un poco menos rápido que al principio de tu proceso.

3. El peso se estabiliza o incrementa y sigues reduciendo centímetros, pero a una taza más lenta que en la situación 2.

Estas tres fases son positivas a la hora de lograr tu objetivo principal, **reducir tallas**. Al final, obtendrás un cuerpo con bajo porcentaje de grasa, con mejor simetría, más tonificado y mejor apariencia general.

Subir de peso, mientras reduces centímetros

Suena bastante contradictorio, pero no lo es. Esto se basa en un principio que a medida que reduces tu grasa acumulada, paralelamente incrementas masa magra o musculatura, lo cual es positivo. Esto se da principalmente cuando realizamos ejercicios de pesas.

¿QUÉ ES EL IMC?

El Índice de Masa Corporal nos da una idea de la proporción de nuestro cuerpo. Esto significa que el número resultante es pequeño cuando la persona es delgada y grande cuando la persona es obesa. Personalmente me parece un error seguirse por este método, ya que **NO** es exacto a la hora de llevar un control de nuestro desarrollo corporal.

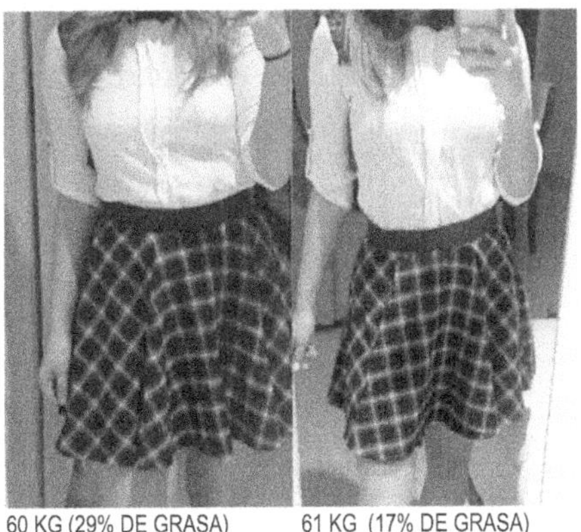

60 KG (29% DE GRASA)   61 KG (17% DE GRASA)

Este valor se calcula dividiendo el peso en kilogramos entre el cuadrado de la altura en metros. El detalle es que este método **no tiene en cuenta la relación entre la grasa y el músculo**. Esto quiere decir, que una persona con un gran desarrollo muscular (musculoso) puede clasificarse como obeso sin serlo.

$$IMC = \frac{PESO}{ALTURA^2}$$

Tomemos nuevamente a nuestro exfisiculturista del ejemplo anterior, quien tiene una estatura de 1,80 metros y pesa 135 kg, calculemos:

$$IMC = \frac{135\ kg}{1,80^2} = 41,67$$

Según nuestros cálculos, tenemos que nuestro deportista sería considerado como obeso, ¿de verdad lo crees?

Peso	IMC
Debajo del peso normal	Menos de 18,5
Peso normal	18,5 a 24,9
Sobrepeso	25 a 29,9
Obesidad	30 o mayor

Como este método no tiene en cuenta la proporción de la grasa y el músculo, nos daría un error de cálculo; ahora comparemos con otra foto con un IMC bastante parecido, pero con una distribución de grasa-músculo diferente:

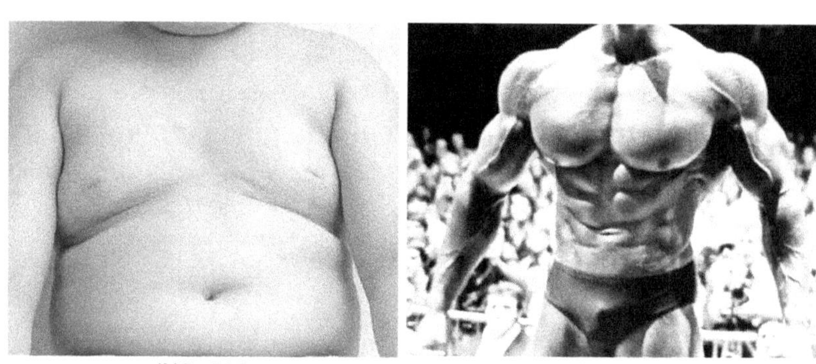

IMC = 31,2   IMC = 30,5

¿Entendido?

¿CÓMO PUEDO CALCULAR MI PORCENTAJE DE GRASA?

Actualmente existen varios métodos para calcularlo, unos más avanzados que otros, como lo son: plicometría, bioimpedancia (no lo recomiendo, no es fiable) y otros un poco más avanzados como el DXA. Encontrarás de todo en este campo, pero conmigo aprenderás a calcularlo de manera un poco más fácil y en la comodidad del hogar, solo necesitas: cinta métrica y la calculadora de tu celular.

Una de las tantas formas para calcular el porcentaje de grasa de nuestro cuerpo es utilizando las fórmulas por **Hodgdon y Beckett**[20] y **Siri** (no la confundas con la aplicación del Iphone, solo es coincidencia en el nombre).

Recomendaciones:

1. Abre la aplicación y gira tu celular horizontalmente para que te aparezca la calculadora científica.

2. "Cintura, cuello o cadera" son las medidas de las partes de tu cuerpo en centímetros:

   - **Altura**: medirse sin calzado.

   - **Cintura**: hombres, medir a nivel del ombligo y en mujeres, en la parte más estrecha del torso.

   - **Cuello**: en hombres, no se debe incluir la manzana de adán. Preferiblemente, por encima de ella y mirando hacia el frente.

   - **Cadera**: solamente aplica para mujeres. Tomar la medida por la parte más ancha.

3. Utilizar la fórmula indicada, dependiendo si eres hombre o mujer.

4. Recuerda que la opción de logaritmo (log) la tiene la calculadora de tu celular.

5. La cinta métrica debe quedar ajustada al cuerpo, no floja ni muy apretada.

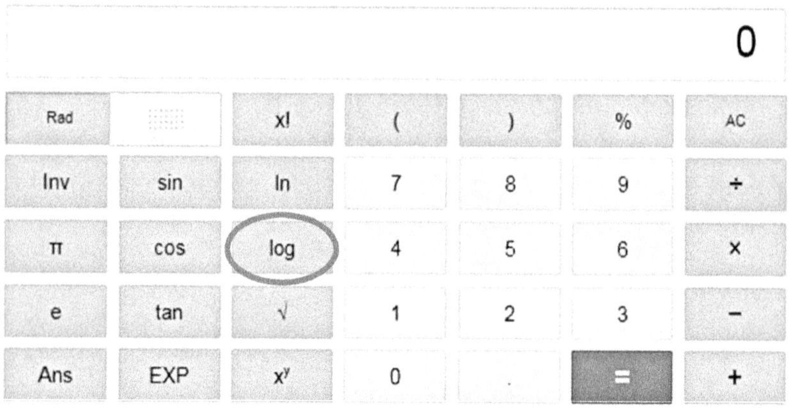

Entendido esto, pasamos a calcular. Antes recuerda que debes escoger la fórmula indicada si eres hombre o mujer. Ahora sí, calculemos:

Hombres

Sigue estos 8 pasos muy sencillos: toma la tabla que está en la parte derecha y **ANOTA LOS VALORES DE CADA PASO**, así te será mucho más fácil obtener tu porcentaje de grasa al final. No utilices todos los decimales (son los números después de la coma, si lo ves muy extenso, toma máximo tres de ellos, ejemplo: 0,123). Si no manejas muy bien la calculadora, pídele ayuda a alguien para que te colabore con las operaciones.

1	
2	
3	
4	
5	
6	
7	
8	%

Comencemos:

Paso 1: escribe esto en la calculadora: presiona la tecla **log** y luego coloca el valor de tu **altura**. Presiona la tecla = y registra en la tabla.

Paso 2: al valor que te dio en el paso 1, **multiplícale** este valor: **0,15456**. Presiona la tecla = y registra en la tabla.

Paso 3: borra y resta el valor de tu cintura **menos** el valor del cuello. Presiona la tecla = y registra en la tabla.

Paso 4: borra y escribe esto en la calculadora: presiona la tecla **log** y luego escribe *el valor que te dio en el paso 3*. Presiona la tecla = y registra en la tabla.

Paso 5: al valor que te dio en el paso 4, multiplícale este valor: **0,19077**. Presiona la tecla = y registra en la tabla.

Paso 6: borra y realiza esta operación en la calculadora: **1,0324** - *el valor del paso 5* + *el valor del paso 2*. Presiona la tecla = y registra en la tabla.

Paso 7: borra y realiza la siguiente división: **495** ÷ *el valor obtenido en el paso 6*. Presiona la tecla = y registra en la tabla.

Paso 8: borra y realiza la siguiente resta: *el valor que te dio en el paso 7* - **450**.

¡El número obtenido en el paso 8 será tu porcentaje de grasa!

Mujeres

Sigue estos 8 pasos muy sencillos, toma la tabla que está en la parte de abajo y **ANOTA LOS VALORES DE CADA PASO**, así te será mucho más fácil obtener tu porcentaje de grasa al final.

No utilices todos los decimales (son los números después de la coma, si lo ves muy extenso, toma máximo tres de ellos, ejemplo: 0,123). Si no manejas muy bien la calculadora, pídele ayuda a alguien para que te colabore con las operaciones. Comencemos:

Paso 1: toma la calculadora, presiona la tecla **log** y luego coloca el valor de tu **altura**. Presiona la tecla = y registra en la tabla.

1	
2	
3	
4	
5	
6	
7	
8	%

Paso 2: al valor que te dio en el paso 1, **multiplícale** este valor: **0,22100**. Presiona la tecla = y registra en la tabla.

Paso 3: borra y realiza esta operación: suma la medida de tu **cintura** y **cadera** y réstale el valor del **cuello**. Presiona la tecla = y registra en la tabla.

Paso 4: borra y escribe esto en la calculadora: presiona la tecla **log** y luego escribe *el valor que te dio en el paso 3*. Presiona la tecla = y registra en la tabla.

Paso 5: al valor que te dio en el paso 4, multiplícale este valor: **0,35004**. Presiona la tecla = y registra en la tabla.

Paso 6: borra y realiza esta operación en la calculadora: **1,29579** - *el valor del paso 5 + el valor del paso 2*. Presiona la tecla = y registra en la tabla.

Paso 7: borra y realiza la siguiente división: **495** ÷ *el valor obtenido en el paso 6*. Presiona la tecla = y registra en la tabla.

Paso 8: borra y realiza la siguiente resta: *el valor que te dio en el paso 7* - **450**. Presiona la tecla = y registra en la tabla.

¡El número obtenido en el paso 8 será tu porcentaje de grasa!

A continuación, te presento los porcentajes de grasa, tanto para hombres y mujeres, con el fin de que puedas ubicarte y ver donde te encuentras actualmente :

Concepto	Mujeres	Hombres
Grasa esencial	10-13%	2-5%
Atleta	14-20%	6-13%
Normal	21-24%	14-17%
Sobrepeso	25-31%	18%-24%
Obesidad	32% o más	25% o más

Fuente: American Council on Exercise

Así se vería tu cuerpo dependiendo del porcentaje de grasa que tengas:

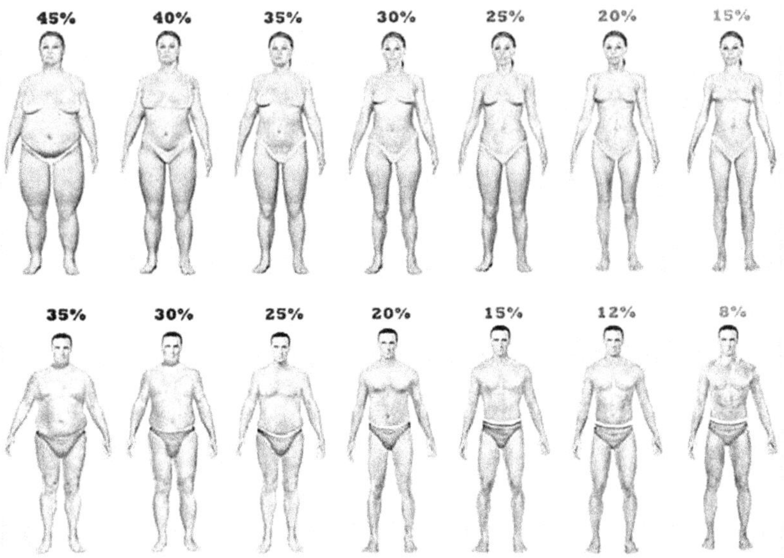

Fuente: Pinterest (21).

Según mi experiencia, durante todo este tiempo trabajando con miles de personas que tomaron **EL PLAN BENDECK**© como su estilo de vida y mejoraron notablemente su salud y su cuerpo, he observado que tienen una reducción de entre el **3%** al **6%** de **grasa mensual.**

¿QUÉ ES EL ÍNDICE DE CINTURA/ALTURA (ICA)?

Este índice me parece muy importante ya que, según la ***National Stroke Association*** de los Estados Unidos, mientras mayor sea la obesidad abdominal (más barriga tengamos), mayor será el riesgo de sufrir un accidente cardiovascular o isquemia cerebral. *¿Importante, no?*

Este valor se determina dividiendo la circunferencia de la cintura, entre la altura de la persona.

Un valor índice cintura/altura de 0,5 o mayor es indicativo de tener un abdomen "gordito" no saludable (22).

¿QUÉ ES EL ÍNDICE DE CINTURA/CADERA (ICC)?

Este se calcula dividiendo la medida de la cintura y la medida de la cadera. Todo en centímetros.

- ICC = 0,71-0,84 normal para mujeres.

- ICC = 0,78-0,94 normal para hombres.

- Valores mayores: síndrome androide (cuerpo de manzana).

- Valores menores: síndrome ginecoide (cuerpo de pera).

Los estudios arrojan que tener un **ICC** superior a 0,94 varones y a 0,84 en mujeres, está asociado a un aumento en la probabilidad de contraer diversas enfermedades coronarias, presión alta y problemas de azúcar elevada, entre otras (23).

¿QUÉ ES EL EFECTO REBOTE?

Muy posiblemente habrás escuchado sobre este tema, que cada día afecta de forma negativa a hombres y mujeres por buscar resultados rápidos en poco tiempo.

Se conoce como EFECTO REBOTE, también efecto YO-YO, a la reacción de tu cuerpo tras recuperar esos kilos perdidos drásticamente por realizar dietas agresivas. Dichas dietas que prometen bajar "10, 15 y hasta 20 kilos en un mes".

ESTO NO ES SALUDABLE y va en contra de tu metabolismo. Por lo general, estas dietas extremas terminan catabolizando (destruyendo) tus músculos o masa magra. Este tipo de "dietas" realmente lo que buscan es hacerte lucir delgado o delgada destruyendo gran parte de tu masa muscular, deshidratando más de lo normal a tu cuerpo y también eliminando de forma agresiva tu grasa. Esto es un error.

El cuerpo siempre busca su homeostasis (equilibrio). Cuando pierde este balance, él buscará la forma de recuperarse de nuevo. Un ejemplo claro es que cuando te enfermas, sientes que el cuerpo no está "trabajando bien", pero él buscará salir lo más rápido posible de ese mal. Así pasa cuando le arrebatas o eliminas de forma agresiva sus alimentos esenciales para mantenerse vivo. Te explico: si eres radical y drástico con tu cuerpo, así también él será a la hora de recuperar sus "pertenencias", cuando nuevamente <u>retomes la alimentación normal</u>.

En conclusión, el cuerpo buscará a toda costa mantener ese equilibrio en su interior y seguir con su correcto funcionamiento, ya que con esa dieta extrema no está "trabajando" de forma natural y óptima, por ende, el efecto rebote no se hace esperar a la hora de volver a tus viejos hábitos.

No dejar al cuerpo el tiempo suficiente para adaptarse a una alimentación y a un nuevo estilo de vida, tendrá consecuencias negativas a futuro.

<u>Buscar siempre el equilibrio del cuerpo, en un tiempo correcto, es la clave para no sufrir un efecto rebote.</u>

Un plan alimentario constante, sin eliminar ningún alimento y balanceado, siempre será la mejor opción para lograr tus objetivos de manera saludable.

Basta ya de buscar atajos, con dietas que eliminan muchas cosas y nos reducen de manera absurda las cantidades, prometiéndonos un cuerpo de película en un mes, ese cuerpo casi que perfecto con el que siempre soñamos. El detalle que no te cuentan es que al otro mes tendrás un cuerpo de película… pero de terror.

¡No tomes atajos!, es lo peor que puedes hacerle a tu cuerpo. Si hablamos de peso, normalmente una persona sin mucho ejercicio en su vida y mejorando su alimentación, estaría perdiendo entre 3,5 a 4 kg por mes. Repito, que el peso para mí es un dato obsoleto a la hora de bajar grasa corporal, pero te muestro esto de manera informativa, lo más importante es reducir **centímetros.**

Listo, tocamos nuevamente el tema de la reducción de centímetros y tallas, y si me preguntas: ¿Cuánto se reduce por mes? Te respondería que esta pregunta debe ser analizada un poco más a fondo, a saber:

He tenido casos de personas que en los primeros veinte días bajan hasta 10 cm de cintura, como hay casos que pierden entre 3 a 4 centímetros. Depende mucho de cuánta grasa tengas acumulada y de cuán eficiente sea tu metabolismo. A mayor grasa acumulada, más rápido bajarás, y a menor grasa se hace un poco más lenta su pérdida (de igual forma bajarás).

En promedio, según lo que he visto a lo largo de estos años de investigación con todas las personas que han pasado por **EL PLAN BENDECK**©, tendrías, en general, una reducción de **cintura de entre 3 a 8 cm/mes y cadera de 3 a 5 cm/mes,** de manera segura sin preocuparte por un efecto rebote.

En conclusión y como dato extra, me gustaría compartir lo que he visto en personas que reducen exitosamente centímetros. Debes saber que a medida que pierdes grasa y te acercas poco a poco a un porcentaje más bajo, a tu cuerpo le costará más trabajo eliminarla, es decir, es más fácil pasar de 40% a 30%, que de 20% a 15%; mientras menos grasa tengas en tu cuerpo, más será el trabajo que deberás realizar para seguir eliminándola. Por eso recomiendo incrementar la actividad física, mantener una alimentación balanceada e incluir suplementos para darnos esa ayuda "extra" y así llevar a nuestro cuerpo a un siguiente nivel.

Siempre me gusta poner este ejemplo: te montas en tu automóvil y te dispones a ir de tu casa a un supermercado. Enciendes el motor, colocas la marcha y aceleras; a medida que necesites tomar más velocidad, debes colocar un cambio mayor y así poder llegar a tiempo al supermercado. Así es esto a medida que avanzamos, debemos "mejorar la marcha" para llegar a tiempo a nuestro destino, y nuestro destino es reducir centímetros y bajar grasa. ¿ENTENDIDO?

En un capítulo más adelante, hablaré sobre este tema a fondo y sobre los atajos peligrosos para el metabolismo.

Capítulo 3

El cáncer y la alimentación

Hace más de 90 años, el premio nobel en medicina/fisiología **Otto Heinrich Warburg** descubrió una increíble relación entre el crecimiento de células cancerosas y la poca presencia de oxígeno (hipoxia) en ellas, es decir, las células respiran oxígeno y lo necesitan para mantenerse sanas produciendo energía (ATP) para mantenernos vivos, cuando dañamos nuestro cuerpo en algún tejido, las células empiezan un proceso de reparación, que si no tienen oxígeno, su reparación y funcionamiento empiezan a fallar, entonces buscan la forma de producir por otro lado energía sin oxígeno, siendo esta la forma más difícil y poco eficiente (fermentación). En ese momento empiezan los problemas.

Cuando esa célula queda funcionando mal (no vuelve a usar oxigeno), empieza a convertir ese pedazo o tejido en un potencial cáncer que crece y crece, produciendo a su vez un ácido llamado: ácido láctico, por eso se afirma que el cáncer es ácido. Esta acidez de los tejidos o células cancerosas se debe a su altísimo consumo de azúcar que tenemos en sangre (glucosa). Cabe resaltar que dicha azúcar en sangre proviene principalmente de los carbohidratos que consumimos diariamente. Sí, así como lo lees, este fisiólogo alemán descubrió que las células cancerosas se alimentaban <u>ferozmente</u> de dicha azúcar (glucosa), convirtiéndose en su alimento favorito para crecer. A esto se le suma que son capaces de vivir sin oxígeno.

Este descubrimiento sobre la causa inicial de esta enfermedad fue olvidado por muchos años, pero actualmente ha tomado muchísima fuerza el llamado: efecto Warburg.

Si quieres saber el porqué, sigue leyendo…

Tanto es el deseo de alimentarse estos tumores de azúcar (glucosa), que es la base para detectarlos en un examen médico por tomografía llamado **PET/CT**.

El PET/CT es un estudio de medicina nuclear y tomografía computarizada que se utiliza para detectar actividad cancerosa en el cuerpo del paciente, con una fiabilidad del 90-95%.

El sistema detecta alguna actividad cancerosa en algún lugar del cuerpo, debido a una acumulación fuera de lo normal de GLUCOSA (azúcar), ya que las células cancerosas consumen más azúcar que el resto del cuerpo, por ende, se llega a obtener altas concentraciones anormales en ese punto o esos puntos específicos, que luego son detectadas por este estudio médico.

Lo primero que se le realiza al paciente es una preparación previa, incluyendo reposo y la inyección de un radiofármaco o radiosonda que es una mezcla entre una imitación de glucosa y un material radioactivo, que en el 99% de los casos es utilizado uno llamado FDG que utiliza el flúor como radioactivo. De forma general, podemos decir que la glucosa nos ayuda a llegar al cáncer, y el flúor lo "ilumina" para que pueda ser detectado en este examen médico.

¿Todavía tienes dudas de lo dañino que pueden llegar a ser los carbohidratos?

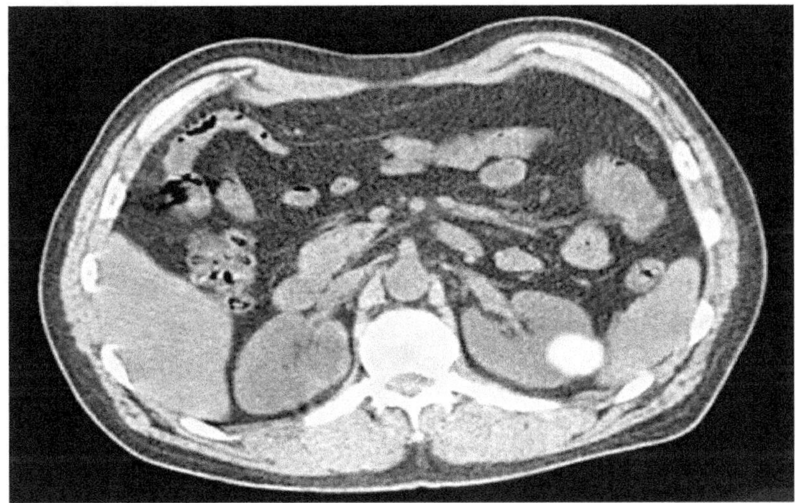

Fuente: Dr. Jorge Luis Guerrero G., MD. Presidente de la Sociedad Peruana de Radiología. La imagen PET-CT demuestra el compromiso renal izquierdo.

¿Observas cómo en la foto hay un punto muy brillante?, Según el doctor **Jorge Luis Guerrero**, presidente de la ***Sociedad Peruana de Radiología,*** ese es el cáncer que se resalta en presencia de este radiofármaco, que fue inyectado previamente en el cuerpo del paciente.

¿Realmente eres consciente del daño que le haces a tu cuerpo?

Ahora me preguntarás, *bueno Alejo, ¿cuáles son los alimentos o productos que convierten a nuestro cuerpo en un potencial hogar para el cáncer?* Algunos de ellos son:

Azúcar de mesa y todos sus productos

Sé que a todos nos encanta la idea de saborear un rico helado, una deliciosa y refrescante gaseosa azucarada, comer dulces, tortas, pudines y demás productos endulzados con azúcar refinada, pero debes saber que estos alimentos son muy agresivos ya que ponen al cuerpo en riesgo.

Harinas refinadas y productos de panadería

Estos productos ricos en carbohidratos refinados, deben ser regulados ya que un exceso de ellos puede desarrollar en ti obesidad, hipertensión, diabetes, cáncer, etc.

Alcohol y tabaco

Bueno, llegamos a este tema peligroso para tu organismo. La ***Sociedad Americana contra el Cáncer*** afirma que:

"El alcohol eleva el riesgo de desarrollar cáncer de boca, faringe (garganta), laringe (caja sonora de la voz), esófago, hígado y seno, y probablemente cáncer de colon y recto".

"Las mujeres tienen un mayor riesgo, ya que el cáncer de seno está ligado al consumo de alcohol".

"El tabaco sí aumenta el riesgo de cáncer y mezclado con el alcohol, lo potencializa aún más".

Anotaciones

- Tranquilo, lo anterior no lo escribo para que te asustes y mucho menos para que cortes de raíz todo, solo quiero que seas más consciente a la hora de llevarte los alimentos a la boca, de seguro algunos de estos consejos que te doy, te ayudarán a mejorar tu calidad de vida y la salud. ¡Ánimo, tú puedes!

- Llevar todo al extremo y ser radicalista en la alimentación, nunca será la mejor opción. *¡EQUILÍBRATE!*

Referencias: (24-25).

Capítulo 4

El huevo y sus mitos urbanos

¿Recuerdas todas esas cosas que te han dicho de este alimento? ¿Muchas no? Te menciono algunas que me vienen a la cabeza:

- *"Es mejor no consumirlo porque hace daño".*

- *"No se recomienda comerlo en la noche".*

- *"El huevo no es una buena fuente de proteína y no alimenta lo suficiente".*

- *"El huevo es de bajo valor biológico".*

- *"La clara es buena y la yema es mala".*

- *"Si lo comes te aumentan los triglicéridos".*

- *"El huevo tapa las arterias".*

- Y la que más me gusta: ***"el huevo sube el colesterol".***

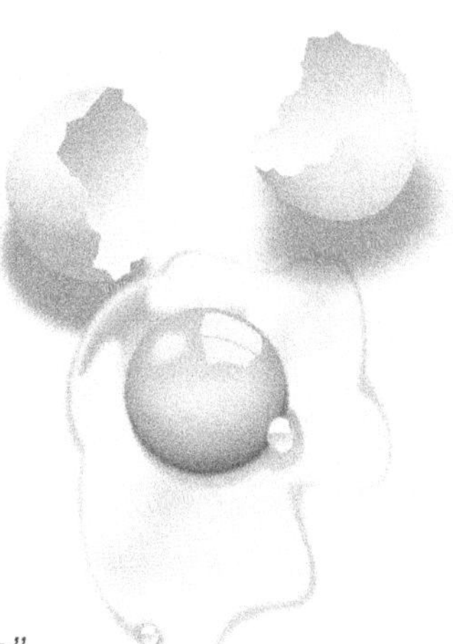

Querido lector, quiero decirte que todo lo anterior es **¡FALSO!**

A lo largo de la historia, este alimento de origen animal ha sido satanizado por algunos estudios científicos muy viejos y creencias urbanas que se resumen en una sola frase: "Es dañino para nuestro cuerpo". Esto ha sido una lucha del huevo contra el mundo, por muchísimos años, por salir exonerado y libre de "pecados" frente a una sociedad de consumo, pero ha sido poco efectiva esta lucha ya que estos "pecados" han trascendido de generación en generación y no pretenden irse de la mente de las personas, lo que agrava más la situación para este personaje de nuestra gastronomía. Solo nos queda a personas como yo, ayudarlo para que la verdad, finalmente, pueda salir a luz. Hoy seré su abogado defensor.

Sí, este pequeño amigo que por mucho tiempo ha sido un fiel compañero en las comidas de niños, jóvenes, adultos y ancianos a lo largo de sus vidas, ha tenido atacantes y defensores de su honra, que ha dado como resultado sentimientos encontrados, desinformación, artículos de internet basura y demás cosas que nos ponen a dudar de sus beneficios. Yo soy defensor del huevo, no solo por todos los estudios actuales que tiene de ser benéfico, sino también por su gran valor biológico y funcional que tiene esta proteína animal.

Siguiendo con lo anterior, uno de los miedos infundados es el tema del colesterol que lleva incluido en la yema.

Pero, ¿de dónde surgió todo este miedo? Todo apunta hacia la época de los años 60 cuando al parecer, inicia toda una batalla campal contra las grasas y el colesterol, y de paso demonizando al huevo también.

En los últimos años se ha demostrado mediante investigaciones científicas, que esto es solo un mito, que comer huevos diariamente no es un factor de riesgo para la aparición de enfermedades cardiovasculares. ¿Por qué digo esto? Aquí te lo explico:

La ***FAO (Organización de las Naciones Unidas para la Alimentación y Agricultura)*** afirma que:

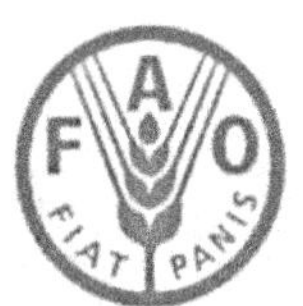

- Los huevos son los alimentos más nutritivos que existen, con solo 71 kcal.

- Contiene todos los aminoácidos esenciales (los que el cuerpo no puede producir, y que se deben consumir de los alimentos que nos llevamos a la boca).

Food and Agriculture Organization of the United Nations

FUENTE: WHO.COM

- El huevo es utilizado como NORMA para medir la calidad de las demás proteínas que existen, con un valor biológico superior, es decir, es el alimento de comparación para evaluar la calidad de otras proteínas como la de la carne, el pollo, etc. *¿Lo sabías?*

Valor biológico: se refiere a cuánto nitrógeno proveniente de la proteína de un alimento logra ser absorbido y aprovechado por el cuerpo, siendo 100 excelente. Los alimentos de mayor valor biológico siempre serán los de origen animal.

Huevo entero	**100**
Leche de vaca	91
Carne de res	80
Proteína de soya	74

Fuente y adaptación de: U.S. Dairy Export Council, Reference Manual for U.S. Whey and Lactose Products. Ed. 2008.

¿QUÉ APORTA EL HUEVO?

Es un alimento rico en proteína y grasas de la mejor calidad. Un solo huevo podría aportar: 6,5 gramos de proteína y 5 gramos de grasas. También aporta micronutrientes como:

Micronutrientes	Algunas funciones
Fósforo	Interviene en la formación de huesos y dientes.
Hierro	Cuando no tenemos suficiente, se produce un tipo de anemia por falta de este mineral.
Zinc	La falta de él puede ser la causa de baja estatura, disminución de la capacidad para saborear los alimentos, mal funcionamiento de los testículos y los ovarios y disminución de nuestro sistema protector contra enfermedades (inmunológico).
Vitamina A	Mantenimiento de la piel y la visión. Excelente antioxidante.
Vitamina E	Excelente antioxidante. Muy utilizado en tratamientos relacionados contra el envejecimiento.
Ácido fólico	Vitamina importante para el embarazo y la formación del bebé.
Vitamina D	Ayuda al cuerpo a absorber el calcio.
Vitamina B2 (riboflavina)	Importante para el crecimiento del cuerpo y la producción de glóbulos rojos.
Vitamina B12	Ayuda a mantener sanas las neuronas, los glóbulos de la sangre y contribuye en la elaboración del ADN.
Niacina	Importante para regular los triglicéridos y niveles de colesterol en el cuerpo. Ayuda al buen funcionamiento de la piel, los nervios y el aparato digestivo.
Biotina	Interviene en la asimilación y transformación de los carbohidratos, grasas y aminoácidos.
Ácido pantoténico	Importante para mantener la piel sana y para que nuestro cuerpo utilice correctamente las proteínas, carbohidratos y grasas.
Selenio	Importante para la reproducción, el buen funcionamiento de la tiroides y protege el cuerpo contra infecciones.
Colina	Importante para el sistema nervioso y el cerebro.
Calcio	Importante para los dientes y huesos.
Yodo	Importante para la tiroides.

Te muestro algunas pruebas, entre estudios científicos y publicaciones, que avalan los beneficios del huevo:

1. *Estudio prospectivo sobre el consumo de huevos y el riesgo de enfermedad cardiovascular en hombres y mujeres*

Publicación: *JAMA-Journal of the American Medical Association.*

Harvard Library.

Año: 1999.

Conclusión:

Este estudio realizado por 10 años con 117.000 sujetos, dio como resultado que: *"La reducción del consumo de huevo ha sido ampliamente recomendada para disminuir los niveles de colesterol sanguíneo y prevenir la enfermedad cardíaco-vascular, pero con este estudio **no se hallaron evidencias significativas de una asociación total entre el consumo de huevo y el riesgo de enfermedad cardíacovascular o accidente cerebrovascular ni en hombres ni en mujeres"**.*

Título original: A prospective study of egg consumption and risk of cardiovascular disease in men and women.

2. **DIABEGG-2018:** *efecto de una dieta con alto contenido de huevos en los factores de riesgo cardiometabólicos en personas con diabetes tipo 2: el estudio de diabetes y huevo (DIABEGG): fase aleatoria de pérdida de peso y seguimiento*

Publicación: *The American Journal of Clinical Nutrition (AJCN).*

Universidad de Oxford, USA

Año: 2018.

Conclusión:

*"Se realizó un seguimiento por tres, seis y doce meses, se analizaron dos grupos: uno con una dieta con alto contenido de huevos, mayor o igual a 12 huevos por semana, y la otra con una dieta con bajo contenido de huevos, menor a 2 huevos por semana. Ambos grupos **no mostraron diferencias significativas en sus factores de riesgo cardiovascular** (infartos, trombosis, embolia y derrame cerebral). Una dieta saludable, basada en guías alimentarias para una población que incluyan más huevos de los que normalmente recomiendan algunos países, pueden consumirse de manera segura. La pérdida de peso promedio entre los grupos también fue la misma".*

Título original: Effect of a high-egg diet on cardiometabolic risk factors in people with type 2 diabetes: The Diabetes and Egg (DIABEGG) Study-randomized weight-loss and follow-up phase.

3. *Los huevos pueden ayudar a tu corazón, no a dañarlo*

Publicación: *Harvard Health Publishing.*

Harvard Medical School.

Año: 2018.

Conclusión:

Esta publicación resume dos estudios científicos puntuales, que arrojan resultados positivos acerca de los beneficios del huevo, uno de ellos es el anterior explicado llamado **DIABEGG**, y el otro lo cito a continuación:

*"**HEART** publicó un artículo en el 2018, que puntualmente se basaba en los hábitos alimentarios de 416.000 personas sanas*

sin problemas de diabetes o complicaciones cardiacas de 50 años en promedio de edad. Los investigadores encontraron que las personas que consumían habitualmente huevos, tenían un menor riesgo de sufrir muerte por accidente cardiovascular, en comparación con los que no consumían huevos".

Título original: Eggs might help your heart, not harm it.

4. *Los cincuenta años de la rehabilitación del huevo*

Publicación: *Nutrients Journal.*

Donald J. McNamara-Eggs for Health Consulting.

Año: 2015.

Conclusión:

*"Durante casi 50 años, se ha pensado que los huevos y el colesterol en la dieta contribuyen a elevar los niveles de colesterol en plasma y aumentar el riesgo de enfermedades cardiovasculares. Según esta creencia, las recomendaciones dietéticas en los EE.UU. y en la mayoría de los países han incluido restricciones dietéticas de colesterol y huevo. **Medio siglo de investigación ha demostrado que la ingesta de huevo y/o colesterol en la dieta, no está asociada con un mayor riesgo de enfermedades cerebrovasculares (derrame cerebral).** Además, los estudios de investigación han demostrado que la ingesta de huevos aborda una serie de deficiencias de nutrientes y puede hacer importantes contribuciones a la salud general a lo largo de la vida. Las restricciones dietéticas de colesterol y huevo, ahora se han eliminado de la mayoría de las recomendaciones dietéticas nacionales".*

Título original: The Fifty Year Rehabilitation of the Egg.

5. El colesterol dietético - El papel de los huevos en la dieta prudente

Publicación: *SAMJ-The South African Medical Journal.*

Potchefstroom University.

Año: 1995.

Conclusión:

*"Se analiza el lugar de los huevos en una dieta prudente para reducir el colesterol como sustituto de otros productos animales. El colesterol extra, considerado como la única variable, aumentará los niveles de colesterol en suero, **pero el efecto es relativamente pequeño".***

Título original: Dietary cholesterol--the role of eggs in the prudent diet.

6. El consumo de huevos y la salud cardiometabólica humana en personas con y sin diabetes

Publicación: *Nutrients Journal.*

The Boden Institute of Obesity, Nutrition, Exercise & Eating Disorders, Charles Perkins Centre, The University of Sydney.

Año: 2015.

Conclusión:

*"La evidencia sugiere que una dieta que incluya más huevos de lo recomendado (al menos en algunos países) **se puede usar de manera segura como parte de una dieta saludable**, tanto en la población general como en aquellos con alto riesgo de*

enfermedad cardiovascular, aquellos con enfermedad coronaria establecida y en aquellos con diabetes tipo 2...".

Título original: Egg Consumption and Human Cardio-Metabolic Health in People with and without Diabetes.

7. *Huevos y colesterol en la dieta - Disipando el mito*

Publicación: *British Nutrition Foundation. J. Gray & B. Griffin.*

Año: 2009.

Conclusión:

"El colesterol que consumimos en los alimentos como el presente en los huevos, solo **tiene un efecto pequeño y clínicamente insignificante en el colesterol en la sangre**, especialmente, cuando se compara con los efectos mucho mayores de los ácidos grasos saturados en el colesterol en la sangre".

Título original: Eggs and dietary cholesterol – dispelling the myth.

8. *Colesterol dietético proporcionado por los huevos y las lipoproteínas plasmáticas en poblaciones sanas*

Publicación: *Current Opinion in Clinical Nutrition and Metabolic Care.*

Department of Nutritional Sciences, University of Connecticut.

María Luz Fernández, Ph. D.

Año: 2006.

Conclusión:

"Las recomendaciones de las dietas dirigidas a restringir el consumo de huevos, no deben generalizarse para incluir a todas las personas. Debemos reconocer que las diversas poblaciones sanas, no tienen riesgo de desarrollar una enfermedad coronaria al aumentar su ingesta de colesterol, pero, en contraste, pueden tener múltiples efectos beneficiosos por la inclusión de huevos en su dieta regular".

Título original: Dietary cholesterol provided by eggs and plasma lipoproteins in healthy populations.

9. *Huevos y los beneficios para la salud*

Publicación: *CJC - Canadian Journal or Cardiology.*

María Luz Fernández. Ph. D.

Año: 2011.

Conclusión:

*"Las recomendaciones dietéticas **no deben basarse en la eliminación de los huevos**, que es una excelente fuente de nutrientes y otros componentes, que brindan beneficios que van más allá de la nutrición".*

Título original: Eggs and Health Benefits.

10. *Todas las causas de mortalidad, colesterol y huevos*

Publicación: *CJC - Canadian Journal or Cardiology.*

Eddie Vos, M. Eng.

Año: 2011.

Conclusión:

"Los huevos son fuentes sabrosas y baratas de nutrientes de alta calidad sin procesar... Los huevos pueden aumentar marginalmente el HDL (colesterol bueno) y el colesterol total, lo cual, especialmente en las personas mayores, puede ser de beneficio general".

Título original: All-Cause Mortality, Cholesterol and Eggs.

11. *Relación entre colesterol dietario, consumo de huevo y perfil lipídico en adultos aparentemente sanos, según grupos de edad*

Publicación: SciELO - Scientific Electronic Library Online

Rosa Lorenza Oriondo Gates, Ivonne Bernui Leo, Lázaro Rubén Valdivieso Izquierdo, Enriqueta Estrada Menacho.

Año: 2012.

Conclusión:

*"Se concluye que el consumo de colesterol en la alimentación y huevo en la muestra estudiada, **no tuvo relación con el perfil lipídico**".*

Anotación.

Perfil lipídico: es un grupo de prueba o exámenes de laboratorio para el análisis de colesterol, HDL ("colesterol bueno"), LDL ("colesterol malo"), triglicéridos (grasas en la sangre), entre otros.

12. *Fundación para la Diabetes de España*

Cito textualmente del artículo publicado en su página, a saber:

"El huevo es un alimento de gran valor nutricional, ya que posee: proteínas de alto valor biológico, minerales y vitaminas".

*"En la dieta de **la persona con diabetes**, el huevo se incluye dentro de los alimentos proteicos, como en la población general se recomienda un consumo de 3 a 4 huevos por semana".*

13. *Huevos: los huevos de gallina, ¿son buenos o malos para el colesterol?*

Publicación: Mayo Clinic.

Francisco Lopez-Jiménez, M. D.

Año: 2018.

Tomando un fragmento del artículo publicado, nos dice que:

*"Los huevos de gallina tienen un alto contenido de colesterol, **pero el efecto del consumo de huevos en el colesterol en sangre es mínimo**, si se lo compara con el efecto de las grasas trans y las grasas saturadas".*

El riesgo de enfermedad cardíaca puede estar más relacionado con los alimentos que acompañan los huevos, en un desayuno estadounidense tradicional, por ejemplo: el sodio del tocino, las salchichas y el jamón, y la grasa saturada o los aceites con grasas trans usados para freír los huevos y las papas doradas. La mayoría de las personas sanas pueden comer hasta siete huevos a la semana sin aumentar el riesgo de enfermedad cardiaca. Algunos estudios han demostrado que este nivel de consumo de huevos, en realidad puede prevenir algunos tipos de accidentes cerebrovasculares".

Título original: Eggs: Are they good or bad for my cholesterol?

14. *Revista TIME.*

Publicación: Revista *TIME.*

Años: 1984-1999.

En 1984, con el título de **"Cholesterol. And Now the Bad News..."** (*El colesterol y ahora las malas noticias...*), la revista *TIME* (portada izquierda) publica un artículo atacando al huevo y al colesterol, en el que señaló que el consumo de huevo incrementaba el riesgo de enfermedades cardiacas por su contenido de colesterol. Luego, para 1999 (portada derecha) este mismo medio, y utilizando casi que la misma portada de 1984, se retracta publicando: **"Cholesterol ...And Now the Good News"** (*El colesterol... y ahora las buenas noticias*), en el que explicaban que alimentarse con huevos, y por ende el colesterol, no debía ser considerado un peligro para la salud.

1984

1999

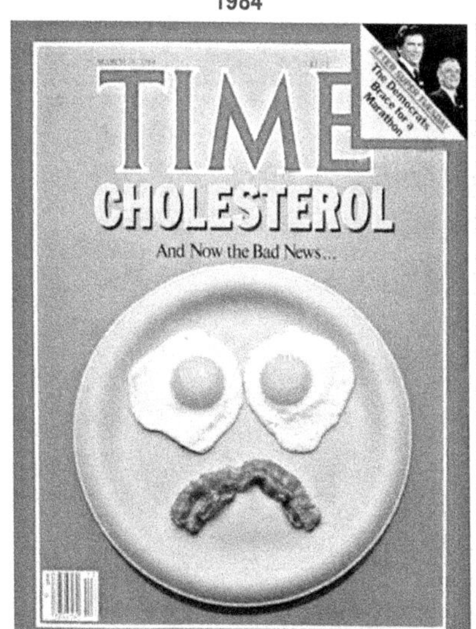

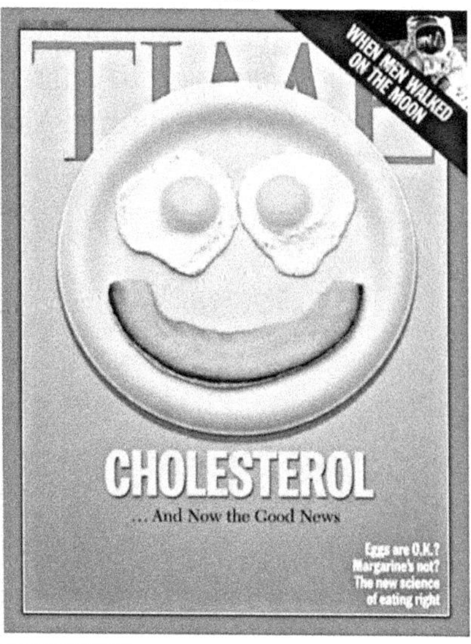

FUENTE: REVISTA TIME

Anotaciones.

Cómo ves, a medida que pasa el tiempo, las investigaciones se hacen más fuertes y fiables, poco a poco, vamos desmintiendo mitos y creencias y descubriendo nuevas cosas que nos benefician o perjudican.

Si hacemos un poco de historia, te encontrarás que, en épocas pasadas, el cigarrillo era recomendado por doctores publicitando sus "beneficios" de curar el asma, la tos y la irritación de la garganta, te aseguraban hacerte más delgada y los niños mayores de 6 años podían fumarlos.

En la primera foto de la izquierda (*Dr. Batty´s*), aparte de promocionar unos cigarrillos para "curar el ASMA", al final de esta "hermosa publicidad", encabezada por un doctor dice: *"Not recommended for children under 6"*, que traduce: *"NO RECOMENDADO PARA NIÑOS MENORES DE 6 AÑOS".*

La foto del lado derecho está más que clara, también otra marca de cigarrillos para curar el asma llamados: *Cigarrillos balsámicos, Dr. Andreu*, y para cerrar con "broche de oro" dice al final: *"Venta en farmacias".* La foto en la parte inferior dice: *"as your Dentist, I would recommend VICEROYS"*, lo que traduce: *"como su dentista, yo recomendaría cigarrillos VICEROYS".*

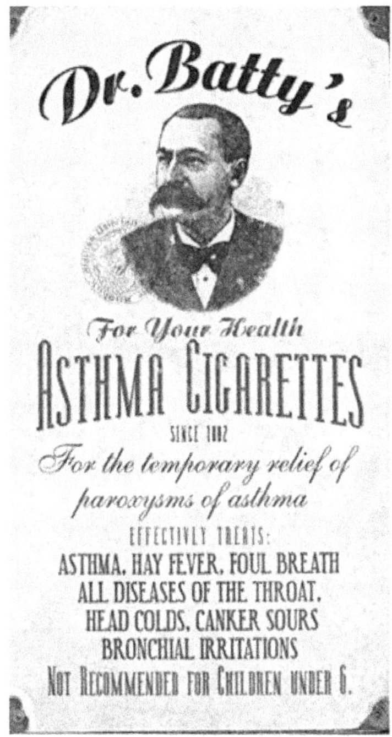

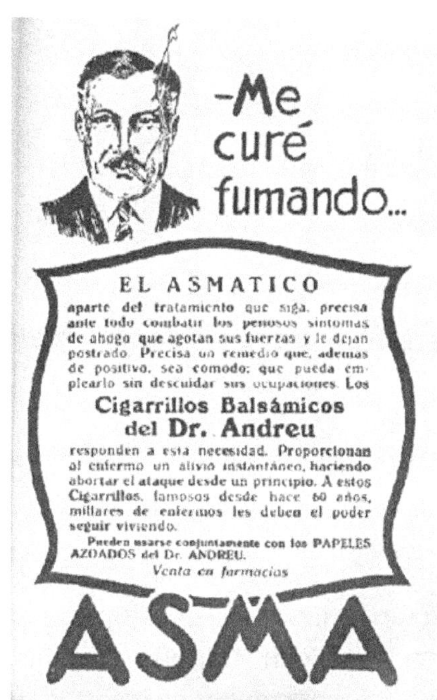

FUENTE: PINTEREST

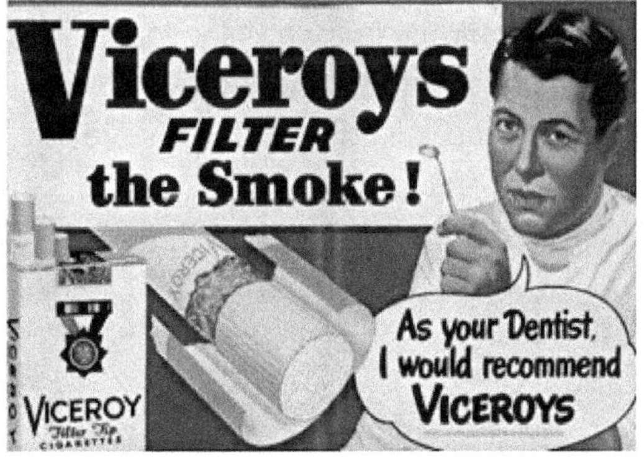

¿Te das cuenta cómo cada día vamos descubriendo la verdad de las cosas, en pro de mejorar nuestra calidad de vida? Para eso escribí este libro.

Capítulo 5

25 mitos urbanos sobre la vida saludable

1. La proteína daña los riñones

¡FALSO!

Estoy seguro de que esta frase la has escuchado muchas veces, dentro de tu familia, amigos, vecinos e inclusive a doctores. Pero, no hablo solamente de proteínas sólidas incluidas en: la carne roja, la carne blanca, los huevos, el pescado, sino también en los suplementos dietarios como los batidos de proteína.

Creo que muchas personas no tienen suficientemente claro las cosas. La proteína es un alimento indispensable en nuestro organismo, y comer muy bajo en proteínas tiene consecuencias graves:

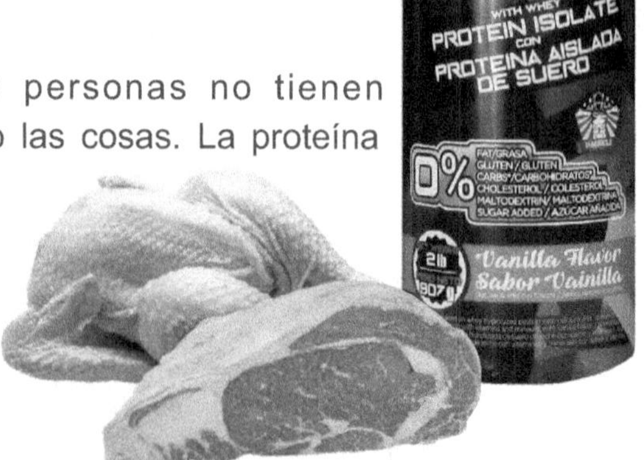

pierdes músculos y por ende fuerza, el metabolismo se vuelve lento, esto hace que tu cuerpo aumente la grasa con mayor facilidad, dificultad para cicatrizar (colágeno), infecciones, bebés con malformaciones, cabello y uñas frágiles y la lista sigue.

Ahora bien, según la **OMS (*Organización Mundial de la Salud*),** recomiendan un consumo de **0,8 gramos de proteína x kilo de peso** de la persona. Ok, debo aclarar algo, esta cantidad personalmente puede ser utilizada en personas que tienen poca o ninguna actividad física. Yo colocaría un rango entre: **0,8 a 1,2 gramos de proteína x kilo de peso** de la persona. Aquí ya podríamos incluir a personas entre sedentarias, con poca a moderada actividad física.

He encontrado durante todo este tiempo de investigación, por experiencia propia y sumergido en el mundo de los gimnasios, que personas que practican deportes como el fisiculturismo o poseen un gran desarrollo muscular, pueden llegar a consumir hasta **3 gramos de proteína x kilo de peso**, ya que sus músculos deben alimentarse más por su gran tamaño, *grosso modo,* podríamos estar hablando de un kilo y medio de carne al día aproximadamente. Serías el cliente VIP de las carnicerías. Vale aclarar que, este tipo de cantidades se recomiendan a personas SANAS.

Una persona con problemas en los riñones tiene que tener claro que debe obligatoriamente, empezar a cuidarse de todo lo que se lleva a la boca, con el fin de darle un espacio a dichos riñones a recuperarse o mejorar su funcionamiento. Lamentablemente en la actualidad y desde hace muchos años atrás, cuando una persona es diagnosticada con insuficiencia renal o problemas en los riñones, le prohíben o le reducen el consumo de proteínas, ya que en su orina marca una pérdida considerable de esta, y la lógica sería "bajar la proteína para que no la pierda", pero realmente lo que se debe reducir y controlar es el **consumo de carbohidratos** como los helados, los panes, las galletas, las bebidas azucaradas, el azúcar refinada, ya que esto es lo que realmente destruye nuestros riñones, un exceso de estos carbohidratos elevan de manera considerable la glucosa (azúcar en sangre) y mantener el azúcar alta en nuestro cuerpo, siempre traerá consecuencias importantes como destrucción de nuestro organismo.

Ahora bien, en un caso inverso **que alguien sano y activo se enferme producto del consumo de proteínas**, es un mito totalmente falso, aun cuando dicha persona deba aumentar su consumo debido a su actividad física, se pensaría que puede ser más propenso a sufrir una enfermedad, de igual manera, seguirá siendo falso el mito.

En resumen, de lo anterior debo decir que, unos riñones muy dañados no serán capaces de filtrar o trabajar de forma correcta, por ende, los productos residuales se pueden acumular y afectar de manera negativa el organismo, incluso el cerebro; la clave para mejorar esta condición es siempre una alimentación balanceada y **EL PLAN BENDECK**©, de seguro, te ayudará a lograrlo. ¡Cuenta conmigo!

Te menciono tres estudios referentes al consumo de proteínas:

- ***¿Las dietas altas en proteínas tienen riesgos potenciales para la salud de la función renal en los atletas?***

Publicación: *IJSNAA - International Journal of Sport Nutrition and Exercise Metabolism.*

Departamento de Química Fisiológica, Instituto de Educación Física y Kinesioterapia, Universidad Libre de Bruselas, Bélgica.

Año: 2000.

El estudio concluye que: *"parece que el consumo de proteínas por debajo de 2,8 g x kg de peso de la persona, **no altera la función renal (buen funcionamiento**) en atletas bien entrenados, como lo indican las medidas de la función renal utilizadas en este estudio".*

Título original: Do regular high protein diets have potential health risks on kidney function in athletes?

- ***Efectos de la ingesta de proteínas en la función renal y en el desarrollo de la enfermedad renal***

Escuela de Medicina Johns Hopkins, Baltimore, MD 21205.

Mackenzie Walser.

Año: 1999.

Tomando un fragmento de las conclusiones, nos indica que:

"No hay razón para restringir la ingesta de proteínas en individuos sanos para proteger el riñón. Sin embargo, tampoco existe evidencia de que una alimentación de proteínas en menor cantidad tenga efectos dañinos a largo plazo en el riñón…".

Título original: Effects of Protein Intake on Renal Function and on the Development of Renal Disease.

- ***Ingesta de proteínas en la dieta y función renal***

University of Connecticut, Storrs, CT, USA

William F. Martin, Lawrence E. Armstrong y Nancy R. Rodriguez.

Año: 2005.

Tomando un fragmento de las conclusiones, nos indica que:

*"Aunque la ingesta excesiva de proteínas sigue siendo un problema de salud en individuos con enfermedad renal preexistente, **la literatura carece de investigaciones significativas** que demuestren una relación entre la ingesta de proteínas y el inicio o la progresión de la enfermedad renal en individuos sanos".*

Título original: Dietary protein intake and renal function.

Anotaciones

Cuando inicias en el gimnasio o empiezas una vida saludable, teniendo como objetivo principal reducir la grasa y mejorar tus músculos, debes recordar siempre mantener una buena respiración, una buena alimentación rica en proteínas, una buena hidratación (recuerda que el agua tiene oxígeno) y ejercicios enfocados en tus objetivos para poder asegurar excelentes resultados en poco tiempo.

Es normal sentir dolores en todos tus músculos, por culpa de una gran rutina de ejercicios de pesas o por trotar un par de kilómetros. Tranquilo, esto es algo normal y poco a poco te harás más fuerte a ese dolor y a reducirlo, tanto que reprogramarás al cuerpo a ser más resistente. Cuando realizas este tipo de actividad física y sientes que te falta el oxígeno, tu cuerpo empieza a producir ácido láctico, al momento de descomponer los carbohidratos para obtener la energía que necesitas, este ácido es el principal responsable de la fatiga o de esas ganas de no poder seguir realizando el ejercicio. Cuida tu alimentación (26-27-28).

2. El sudor es la grasa que estamos perdiendo

¡FALSO!

Cuando el cuerpo suda, es porque está regulando su temperatura. A medida que hacemos ejercicio, perdemos agua, pequeñas cantidades de tóxicos y sales minerales, pero NO grasa, a ella la vamos consumiendo o "quemando", a medida que realizamos una actividad física por un tiempo, ya que dicha grasa, al igual que los carbohidratos, es una fuente de energía.

Ahora sabes la verdad del sudor, por lo tanto, de nada servirá colocarse trajes de plástico de esos tipo "sauna" o las famosas fajas "reductoras" o las películas osmóticas yodadas que tienen un nombre muy bonito y "tecnológico", pero que para nada sirven, son puros placebos.

Una buena alimentación es la clave para reducir grasa, por eso estás leyendo mi libro.

3. Si eres mujer y haces pesas, tu cuerpo se pondrá como el de un hombre

¡FALSO!

Este es uno de los mitos más populares a la hora de tomar una decisión de vida e iniciar una vida deportiva y saludable. Muchas mujeres les invade este pensamiento, que es totalmente falso, todo lo contrario. Una rutina de pesas mejorará notablemente tu contextura muscular, te tonificará los músculos haciéndote lucir más esbelta, bonita y más "dura". Combínalo con cardio al final de la rutina (clases grupales, bicicleta, zumba, etc). Yo recomiendo mucho el *crossfit.*

¡Ya tienes lo más importante, haber nacido mujer, ahora busca la mejor versión de ti, sé tu mayor competencia!

4. Puedo "quemar" grasa localizada

¡FALSO!

Esto es mentira, no existe ninguna crema, faja o poción mágica que te ayude a "quemar" grasa en una parte específica del cuerpo. Ejemplo: *"Ohhh, tengo mucha grasa en mi barriga, me pondré esta crema mágica traída de Flacolandia y bajará la grasa localizada de mi barriga"*. Eso no va a suceder. Tu cuerpo reduce la grasa de forma general.

¿Entonces por qué observo que hay partes que bajan más rápido que otras?, fácil, recuerda que hay partes donde almacenas más grasa, como por ejemplo el abdomen versus tu cuello, ¿dónde crees que será más notable esa reducción cuando empieces a bajar? Exacto donde hay menos grasa: en el cuello. Recuerda: yo no creo en cremas, ni fajas ni pastillas milagrosas, yo creo en una buena alimentación, yo creo en **EL PLAN BENDECK©**.

5. Bajar de peso es lo más importante

¡FALSO!

Esto ya lo explicamos anteriormente, pero te lo repito: preocúpate por bajar grasa, por reducir medidas de tu cuello, cintura y caderas, NO POR BAJAR EL NÚMERO EN LA BÁSCULA.

6. Realizar muchos abdominales diarios, te definirá el abdomen

¡FALSO!
Lamento decepcionarlos amigos y amigas, pero los abdominales *"se hacen en la cocina"*, no digo que el ejercicio para esa zona no funcione, claro, es importante para el fortalecimiento de ella, pero por 1000 repeticiones que realices a diario y no tengas una buena alimentación, JAMÁS te van

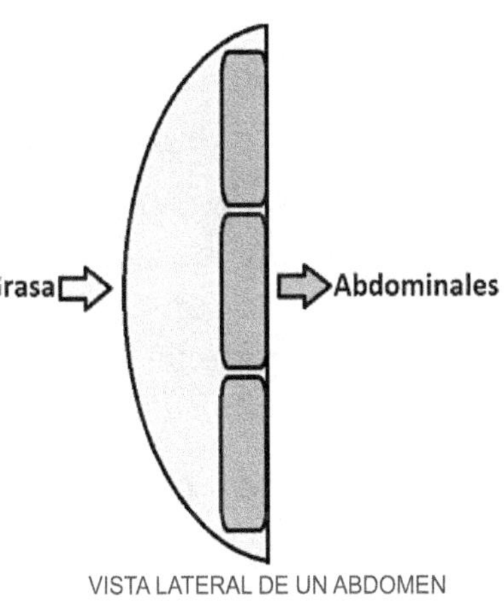

a aparecer esos "cuadritos" o el famoso "six pack" que tanto deseas.

El dibujo muestra una vista lateral de un abdomen. Entiendes lo que digo, que por más que ejercites, no se va a notar hasta que la grasa acumulada en tu barriga se reduzca y la piel, poco a poco, se vaya "pegando", lo que revelará a futuro tus "cuadritos".

7. Lo mejor es comer bajo en grasa o sin grasas

¡FALSO!

Ya explicamos lo grave de no consumir grasas, tu cuerpo pierde literalmente su balance o su buen funcionamiento. No podemos quedarnos en el pasado, pensando que "las grasas son malas", eso es un pensamiento obsoleto y viejo que no podemos seguir repitiendo. Ya se ha demostrado todo lo que las grasas hacen en nuestro cuerpo y NO podemos prescindir de ellas. Sería una locura, no pongas en riesgo la salud no consumiendo grasas, ni tampoco llegar a excederse en su ingesta. Todo tiene su equilibrio, búscalo en ti.

- Si no consumes grasas podrías engordar.

¿Suena loco, no? Pero es verdad, ya que las grasas nos dan mayor sensación de llenura o saciedad por más tiempo y hacen que la digestión de los alimentos se haga más lenta (lo cual es bueno). Al no consumir grasas, el deseo de comer estará presente en poco tiempo después y te obligará a comer más y más, lo que podría darte un "par de kilos de más".

- Sin presencia de grasa en nuestro organismo, tendrías un serio problema para absorber las siguientes vitaminas, ya que ellas se consumen junto con los alimentos que contienen grasas, a saber:

Vitamina A

Ayuda a la visión, a la reproducción, al crecimiento y a tus defensas. Buen antioxidante.

Vitamina D

Sin esta vitamina no se puede absorber el calcio. Ejemplo: podrías sufrir de problemas en los huesos haciéndolos frágiles, menos resistentes y delgados.

Vitamina E

Importante para la visión, la reproducción y la salud de la sangre, el cerebro y la piel. Excelente antioxidante.

Vitamina K

Llamada la vitamina de la coagulación de la sangre.

- Fallas en el cerebro.

Una alimentación pobre o sin grasas saludables podría perjudicar tu memoria y aumentar el riesgo de sufrir enfermedades tales como el Alzheimer. Recuerda que el cerebro es el órgano más rico en grasas, la mayor parte de su peso se debe a ella.

…y la lista sigue.

Recuerda consumir grasas saludables, sin llegar a los excesos. Todo con mesura.

8. El café es malo para el cuerpo porque produce cáncer

¡FALSO!

El café es una herramienta muy segura y saludable, además es muy bueno a la hora de perder grasa en tu cuerpo.

* Reduce o inhibe el apetito.

El café o la cafeína puede reducir el hambre y el deseo de comer durante un tiempo.

* Aumenta el metabolismo.

La cafeína es considerada como un estimulante natural, lo que aceleraría nuestro metabolismo haciendo que se queme más calorías de lo normal.

Recomiendo tomar el café sin azúcar o algún sustituto natural del azúcar. Si endulzamos nuestro café con azúcar, panela o miel, estamos cometiendo un error, no debemos "contaminar" con carbohidratos nuestro preciado café. Si quieres utilizarlo como una "ayuda extra" en tu proceso de bajar tallas, no deberías mezclarlo con azúcar refinada o morena.

- Estimula el sistema nervioso.

Existe una reducción en el deterioro de la memoria, la atención, el lenguaje, la percepción, la inteligencia y la planificación.

- Tomar café en dosis moderadas puede ayudar a reducir el riesgo de padecer Alzheimer y Parkinson.

- Puede ayudar a reducir el padecimiento de enfermedades del corazón como la arterioesclerosis (formación de placa en las arterias del corazón), que es una sustancia pegajosa que con el tiempo se endurece y "tapona" las arterías dando como resultado posibles anginas de pecho o ataques cardiacos.

- Un café cargado en ayunas y/o antes de tu entrenamiento (20 min antes) me parece muy acertado, te ayuda a acelerar el metabolismo, a tener más resistencia en el entrenamiento y energía, es un "empuje extra" que necesitas.

 No te dé miedo consumirlo.

Estudio científico:

- ***La relación del consumo del café y la mortalidad***

Publicación: *Annals of Internal Medicine.*

Escuela de Salud Pública de Harvard, Brigham and Women's Hospital, Boston, Massachussetts, EE. UU.

Año: 2008.

Este estudio se realizó con 86.214 mujeres y 41.736 hombres sanos, en el cual se evaluaron por 18 años los hombres y 24 años las mujeres, luego de finalizarse, fue publicado en el 2008.

Conclusión:

*"El consumo regular de café, **no se asoció con una mayor tasa de mortalidad** en hombres o mujeres".*

Título original: The relationship of coffee consumption with mortality.

Anotaciones

- Recuerda que el cuerpo es un "sistema adaptativo" y llegará un momento que consumir todos los días la misma dosis de café, disminuirá los efectos ya que se "acostumbrará" a él, entonces deberías subir las dosis para ser efectivo, pero luego se acostumbrará nuevamente. Mi recomendación es ciclarlo, es decir, si tomas los 7 días a la semana, la siguiente reduce su consumo, y luego a la siguiente lo aumentas a la misma dosis de la primera semana, y así sucesivamente. Así tendrás una mejor respuesta en tu cuerpo. ¿Me hice entender?

Ejemplo para un mes:

Primera semana: 1 taza grande todos los días.

Segunda semana: 1 taza por 5 días, descansas 3.

Tercera semana: 2 tazas de café todos los días.

Cuarta semana: 1 taza normal todos los días.

Puedes jugar con las dosis y los días, así la respuesta será mejor a la cafeína.

- Si tienes sensibilidad a la cafeína, no es recomendable ninguna bebida que la contenga como: café, té, hierba mate (muy utilizada por los argentinos), chocolates, entre otros.

- La **FDA (Food and Drug Administration: Administración de Alimentos y Drogas de los Estados Unidos)** habla de cantidades no seguras de 1.200 mg de cafeína en un consumo rápido. Esos son aproximadamente 15 a 20 tazas en un tiempo corto. ¡Esto es muchoooo café!

9. El desayuno es la comida más importante del día

¡FALSO!

Sabemos que el desayuno es la parte del día cuando "rompemos" el ayuno que hemos realizado durante toda la noche y las primeras horas de la mañana, convirtiéndose en nuestro "primer alimento del día" pero nada tiene que ver que sea el MÁS importante, por ser el primero. Para mi **TODA la alimentación a lo largo del día** es lo realmente importante y vital.

Qué caso tiene desayunar un manjar espectacular traído de las mismísimas mesas de los dioses griegos, si lo que resta del día, no comes nada o simplemente ingieres alimentos dañinos, como gaseosas y un par de "mecatos" (o botanas como lo llaman en otros países).

No viene al caso profesar el viejo dicho: *"desayunar como rey, almorzar como príncipe y cenar como mendigo"*, cada vez que escucho esto pienso que me están hablando de una película de

Disney. No crean este tipo de cosas que, en mi opinión, son absurdas. ¡He dicho!

Todas las comidas del día son importantes, y en todas se debe comer de forma balanceada, dependiendo de tus necesidades diarias.

10. Debo comer 30 minutos antes de entrenar

¡FALSO!

Voy a hablar bajo mi experiencia, como desarrollador de suplementos dietarios y alimentos enfocados al mundo saludable.

Tomemos el desayuno como ejemplo: te levantas, tomas tu respectivo zumo de naranja y luego realizas un desayuno muy copioso o muy cargado sobre todo de carbohidratos como pan, frutas o una taza de cereales con leche.

Al principio sentirás mucha energía y vitalidad, pero pasadas unas 2 horas o antes, puedo asegurarte que sentirás un poco de letargo, sueño y problemas de concentración, te sentirás cansado y bostezarás y no sabrás el porqué; pues yo te tengo la respuesta: sencillamente porque esa gran cantidad de alimentos están siendo digeridos y toda la atención está puesta en el sistema digestivo.

Te aconsejo si eres una persona con una actividad física reducida o moderada, realizar un desayuno no tan cargado y luego a media mañana, ingieras otra cantidad razonable de alimentos, así ese "cansancio o letargo" sin sentido, no lo experimentarás. Siempre velando una alimentación basada en **EL PLAN BENDECK©**.

30 minutos es poco tiempo para nuestra digestión, no cometas este error que día a día se repite. Si quieres entrenar con la mejor actitud y energía, te recomiendo realizar dicha ingesta de alimentos por lo menos 2 a 2 ½ horas antes de ir a tu rutina de ejercicios como trotar, montar bicicleta, levantar pesas o el deporte que prefieras. Si vas a competir en un torneo y comes 30 minutos antes, muy posiblemente vas a realizar un papel desastroso en esa competición. Cuida los tiempos de digestión.

Por otro lado, si no cuentas con mucho tiempo de espera para entrenar y tienes hambre, entonces recomiendo unos 90 minutos antes, tomar alimentos en forma líquida como un batido de proteína (recomiendo **25 PROTEIN**), y/o algo de grasas saludables como algunos pistachos.

¿Por qué digo que hay que respetar los tiempos de digestión?

Te lo explico de forma didáctica:

Es como si todos los trabajadores que construyen el Edificio 1 se retiraran para ir a trabajar al Edificio 2, por ende, se descuidaría el Edificio 1. Es decir, necesitas la sangre en tus músculos (Edificio 1) para ponerlos a

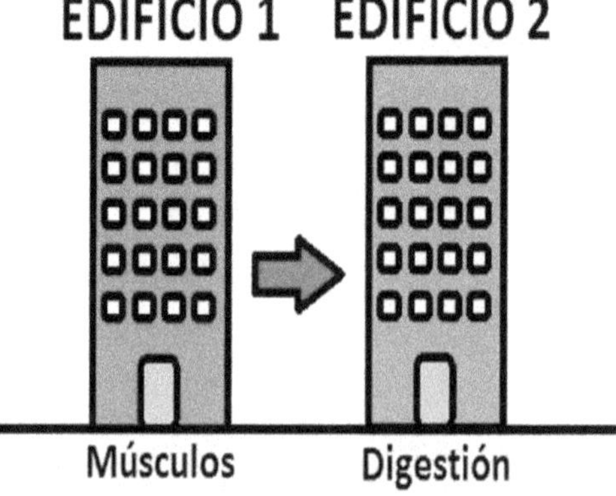

funcionar de forma óptima, pero como acabas de comer, la gran mayoría de la sangre está reclutada en tu sistema digestivo (Edificio 2). Por eso sientes ese cansancio y pocas ganas de entrenar, porque los músculos no tienen la suficiente "gasolina" para trabajar de forma correcta. Fui claro, ¿no?

11. Hay que tomar siempre zumo de naranja porque la vitamina C me protege de la gripe

¡FALSO!

Si todavía sigues creyendo este mito, que tiene más años que Matusalén, ya es hora que descanse tu cerebro y sepas que la naranja NO es la mayor fuente de vitamina C entre las frutas o verduras, no amigo mío, no es.

Por otro lado, debes tener en cuenta que el jugo de naranja tiene un alto contenido de fructosa (azúcar propia de la fruta), lo que te elevará tus niveles de glucosa (azúcar en sangre). No lo recomiendo para personas dispuestas a reducir sus medidas y mucho menos para diabéticos, podría dispararle el azúcar en sangre.

El jugo de naranja se digiere muy rápido y, por ende, eleva el azúcar en sangre, por eso muchas veces, se recomienda este jugo para tratar la hipoglucemia (bajo nivel de azúcar en sangre, lo cual es malo también).

Por mucho tiempo nos han vendido esta idea, que tomarse un "juguito de naranja" nos reducirá la gripe o evitará que nos contagiemos. Si bien es cierto que hay estudios científicos (29) que comprueban la efectividad de la vitamina C frente a este virus, también es cierto que sería ilógico pensar que solo tomando jugo de naranja evitaremos esta enfermedad.

Si quieres consumir una buena fuente de vitamina C, te menciono mi *top* 8:

1. Grosella negra: 182 mg de vitamina C.

2. Guayaba: 180 mg de vitamina C.

3. Perejil: 166 mg de vitamina C.

4. Pimiento rojo: 140 mg de vitamina C.

5. Brócoli: 110 mg de vitamina C.

6. Kiwi: 100 mg de vitamina C.

7. Limón: 53 mg de vitamina C.

8. Naranja: 50 mg de vitamina C. No tan recomendada (30).

Los preferidos de mi *top* son: el brócoli y el perejil como fuentes de vitamina C y bajo contenido de azúcar.

Es importante que sepas que la vitamina C es muy sensible a la luz, al humo de cigarrillo, a la temperatura (termolábil) y al oxígeno, lo que la destruye con facilidad en un tiempo corto. Hay que tener cuidado en su manipulación para no perder los beneficios de dicha vitamina.

12. Debo comer un banano después de entrenar para evitar los dolores musculares, porque tiene mucho potasio

¡FALSO!

Wow, creo que más de uno ha escuchado este mito milenario, y los que asistimos al gimnasio vemos personas que después o antes de su rutina diaria de ejercicios, consumen su sagrada banana o banano para "evitar" los dolores en los músculos, porque el banano (o platanito como le dicen en mi ciudad) tiene potasio. Ok, eso es cierto, no refuto para nada esa verdad. Sí tiene, pero también tiene mucha fructosa (azúcar propia de la fruta), casi unos 15 g para un banano o banana mediana.

"El organismo necesita potasio para casi todo, incluso para el buen funcionamiento del riñón y del corazón, el buen funcionamiento celular, la contracción muscular y la transmisión nerviosa". **NIH** *(National Institutes of Health)* (31).

Por estas dos últimas razones, la gente experimenta una reducción o no aparición de los famosos calambres en los músculos.

Entonces, *¿cuál es la mejor solución*? Te presento tres soluciones:

La primera: comprar un suplemento de potasio.

La segunda: consumir aguacate que tiene mucho más potasio que el mismo banano.

La tercera: mi preferida. Consumir semillas de chía.

¡Solucionado el tema!

Un banano pequeño tiene aproximadamente 358 mg de potasio, versus un cuarto de aguacate (aproximadamente 100 g) tiene 485 mg de potasio.

13. Debo comer bocadillo antes de entrenar para que me dé energía

¡FALSO!

Otro mito de antaño, muy de la "vieja escuela". Un manjar 100% colombiano, y, por ende, este mito va enfocado a esta tierra.

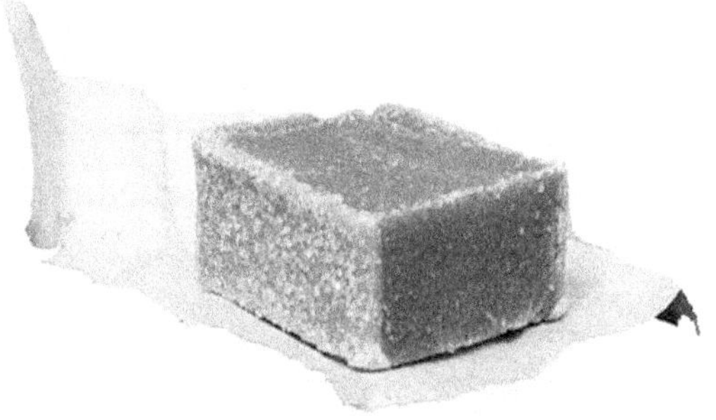

Recuerdo que, en mis inicios en el *gym,* me encontraba con este tipo de "primiparadas", las primeras recomendaciones que recibí de alguien con mayor "experiencia" que yo, que me sugería a "diestra y siniestra" comer siempre banano y bocadillo para "estar poderoso".

Claro, en esa época solo pensaba en "ponerme fuerte y rocoso", y necesitaba cualquier recomendación que me ayudara a conseguir rápido ese objetivo. Qué bonita inocencia, ¡ohh!, qué recuerdos llegan a mi mente.

Ok, analicemos qué es el bocadillo. Sus ingredientes principales: guayaba, agua, limón o naranja y azúcar o panela (también llamada pepa dulce, raspadura, entre otros). Todos esos ingredientes, se resumen en un festival de carbohidratos, azúcar por todos lados. Indudablemente, sí te podría dar energía de manera rápida porque el azúcar te estimula y también notarás cómo a medida que pasa el tiempo, te pondrás "grande y te subirás de peso", pero adivina de qué, de grasa. Creo que a nadie le gustaría subir grasa. ¿Entendido?

14. Las calorías son iguales vengan de donde vengan

¡FALSO!

Las calorías son las unidades de medida de la energía de un alimento ingerido. Es decir, cuando un alimento dice en su etiqueta 200 calorías, es una manera de describir cuánta energía podría recibir tu cuerpo si comieras dicho alimento. Expresado esto, quiero comentarles que hay un dicho en el argot popular de la alimentación que dice: *"una caloría no es igual a una caloría".*

Muchas dietas se basan en este principio

de contar calorías, pero muchas también afirman que no es relevante de qué fuentes provengan dichas calorías, por ende, no importa si comen 100 calorías de una bebida gaseosa o de una pechuga de pollo, ya que tendrá el mismo efecto en el peso corporal. *¿QUÉÉÉÉ?* Esto no tiene sentido. Esto puede acarrear problemas y desbalance en nuestro organismo a largo plazo.

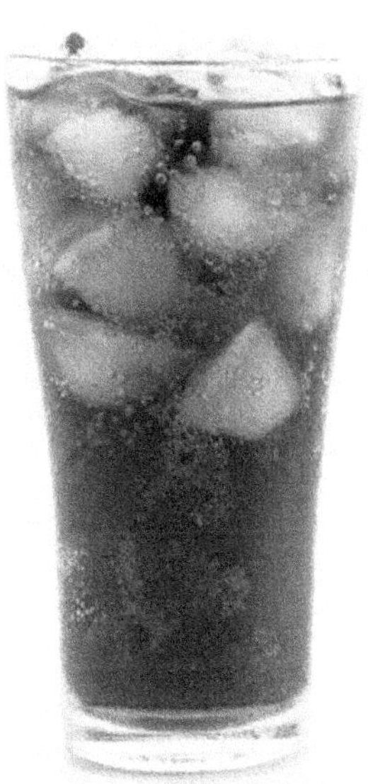

Muchas personas han seguido por mucho tiempo este tipo de dietas, la gran mayoría de ellas muy comprometidas con su vida saludable, aunque también conozco profesionales en el deporte que JAMÁS en su vida han utilizado este tipo de dietas para llegar a sus objetivos y están con cuerpos muy saludables, atléticos y listos para competir.

Vale aclarar que respeto este método para adelgazar, pero *NO LO COMPARTO NI UN POQUITO*. No me gusta y no voy a recomendar algo que pienso puede convertir tu estilo de vida saludable, en una prisión alimentaria y poco práctica, aparte me parece muy abstracto de llevar dicha dieta, necesitamos algo más simple para los novatos, para los que inician, así como en algún momento fui yo. Si me hubiera encontrado con algo así al principio de mi vida deportiva, muy posiblemente hubiera desfallecido en el intento o estuviera con un metabolismo desbalanceado. ¡He dicho!

Hagamos una comparación de calorías:

400 ml (eso es aproximadamente un vaso grande de gaseosa, como los que dan en cine), y 100 gramos de pechuga de pollo, tienen:

Referencia	Bebida gaseosa	Pechuga pollo
Cantidad (mililitros y gramos)	400	100
Calorías (kcal)	**168**	**165**
Grasas (g)	0	3,57
Sodio (mg)	88	74
Colesterol (mg)	0	85
Carbohidratos(g)	**42**	**0**
Azúcar (g)	**42**	0
Proteínas (g)	0	**31**
		Fuente: (32)

Listo, partiendo de esta comparación y si analizamos al detalle todo, nos daría que prácticamente un vaso grande de bebida gaseosa aportaría casi las mismas calorías que una pechuga de pollo. Hasta el momento todo bien, ahora analicemos más a fondo esta tabla comparativa: también observamos que la bebida aporta 42 g de carbohidratos, de los cuales son 42 g de azúcar refinada, en comparación con la pechuga que no aporta nada de azúcar. Proteína aportada por la gaseosa es 0 g, mientras que la pechuga nos muestra un aporte de 31 g, aproximadamente.

Esto nos daría que las calorías aportadas por la bebida son por el azúcar de ella, mientras que las calorías de la pechuga son un conjunto de muchas cosas positivas para tu cuerpo.

Ahora bien, la calidad de las calorías de la bebida es realmente ¡pobre! Solo aporta azúcar, de resto, no hay alimento para tus músculos (proteínas), ni grasas saludables, no tiene nada, lo que llamaría unas "calorías basura". *¿Cuál sería la opción más saludable para tu cuerpo?* correcto, la pechuga.

¡NO te dejes engañar!

15. Para adelgazar debo realizar ejercicio

¡FALSO!

Primero, debo decir que para mí, el ejercicio es muy importante, no solo por salud, sino para sentirse pleno y lleno de vida, aumentar la autoestima, la seguridad; por eso lo defiendo a capa y espada.

Mantener una rutina diaria de alguna actividad física, sea cual sea, es positivo y benéfico para ti, sea caminar unas cuantas cuadras o practicar de manera profesional. Todo hace bien.

Pero, puedes ser la persona más comprometida con el ejercicio, que va de lunes a sábado al gimnasio, monta bicicleta, juega fútbol y muchas otras cosas más. Toda esa actividad física, la estarás perdiendo en gran parte SI TU ALIMENTACIÓN NO ES LA ADECUADA.

Muchas personas han sido ejemplo de esto, excelentes deportistas pero muy malos alimentándose. La constante era: "yo realizo mucho ejercicio, pero estoy estancado, no bajo". Su cuerpo estaba "retenido" por su mala alimentación, enseguida que iniciaron con **EL PLAN BENDECK**©, todo su esfuerzo dio frutos desde la primera semana.

Respondiendo este mito, que si debo obligatoriamente realizar algún ejercicio para adelgazar, es FALSO, solamente mejorando la alimentación podemos bajar gran parte de esa grasa acumulada.

Por otro lado, iniciar una vida saludable es duro, y muchas veces cuesta trabajo cambiar la mala alimentación y más en ir a inscribirse en un gimnasio. He tenido la fortuna de atender personas muy sedentarias, que al principio manifestaban su repudio hacia el ejercicio, no les llamaba la atención en lo más mínimo, y dos de ellos en particular me impactaron por sus problemas de hipotiroidismo (mal funcionamiento de la tiroides, lo que se manifiesta en letargo, incremento de peso, cambios de estado de ánimo, estreñimiento, entre otros) (33). Luego de un par de semanas de empezar a ver cambios con solo cambiar su alimentación, dieron ese gran salto de ir a inscribirse a un gimnasio. Ahora son mis mejores testimonios y los más comprometidos con la causa.

16. Las "harinas" son malas

¡FALSO!

Ya nos hemos acostumbrado a llamar de manera errónea las cosas, llamamos vulgarmente *"harinas"* a los carbohidratos, ya es hora de corregir ese detalle en nuestra nueva vida saludable.

Partamos desde el principio, *la harina* es un producto que se obtiene de moler algún cereal, semilla, legumbres, tubérculos como papa, yuca, trigo, sólidos, etc. Ejemplo: harina de trigo, harina de arroz, etc.

Entendido esto, y retomando el tema (perdón por desviarme), los carbohidratos no son malos, el exceso de ellos sí lo es. Para mí, una alimentación saludable debe tener este macronutriente, debe estar presente para el buen funcionamiento de nuestro organismo. NO SE DEBE ELIMINAR DEFINITIVAMENTE de nuestro plan nutricional. En el **capítulo 11**, les hablaré más a fondo sobre este tema y de cómo realizar una **Descarga controlada©** de carbohidratos sin descompensar nuestro metabolismo.

17. El arroz tengo que eliminarlo para "bajar de peso"

¡FALSO!

Sí claro, te ayuda a "bajar de peso" cuando no lo incluyes en tu bolsa de supermercado, ya que se hace más liviana. Estoy siendo sarcástico por si no lo notaste.

Este mito es falso, muchas personas que se acercan a mí afirman que no comen arroz porque eso les ayuda a "bajar de peso", esto en gran parte no tiene sentido, pero es un mito muy común y muchas personas lo creen y lo han creído por mucho tiempo.

Existen muchos tipos de arroz en el mercado: blanco, integral, parbolizado, arroz basmati, arroz glutinoso, arroz rojo, arroz de grano largo, de grano medio, de grano corto, etc.

Sea cual sea el tipo de arroz, no es necesario que lo excluyas de tu plan nutricional. Si me preguntas, *¿cuál consumo yo?* dos de ellos: *integral y blanco*, pero mi preferido: *el integral*.

Diferencia entre *el integral* y *el blanco*

El arroz integral es delicioso (bueno, para mí) y aparte tiene una particularidad muy importante y es que no eleva la glucosa (azúcar en sangre) tan rápido como el blanco, ya que posee sus capas (el salvado) ricas en fibra que hacen que la digestión de este grano sea más lenta y controlada, lo cual es importante, incluso para un diabético.

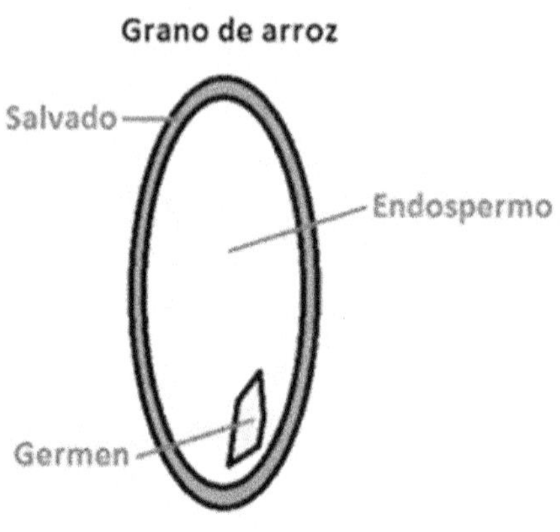

El arroz tiene tres partes principales: el salvado, el endospermo y el germen (la parte reproductiva de la semilla), en el proceso de producción de arroz blanco solo dejan el endospermo o el "granito blanco" y el resto es desechado.

El salvado es la capa que recubre el grano, esto es lo que el arroz integral conserva, lo que lo hace rico en fibra y de digestión lenta con respecto al blanco.

El germen es rico en vitaminas, minerales y antioxidantes. También lo conserva el integral.

Por eso el arroz integral es mi preferido.

18. No puedo sustituir una comida por un batido de proteína

¡FALSO!

Estoy muy seguro de que este mito va ser muy controversial a la hora de justificarlo, llegarán mucho refutando o apoyando dicho mito, y sea cual sea tu posición, debo darte mi punto de vista.

Esto es falso porque sí se pueden realizar "reemplazos de comidas" con un alimento rico en proteína, es más, una alimentación rica en proteínas reduce la grasa corporal manteniendo en buenas condiciones la masa magra. Aunque, todo tiene su "pero".

Necesito que leas todo esto hasta el final

Muchas veces utilizar el término "reemplazo o sustituto de comida" no es bien visto, y más cuando las personas tienen arraigada la frase que: "la comida no se puede reemplazar". Pienso que dependiendo de la situación y del estado físico de cada persona se podría sustituir, como por ejemplo una persona con obesidad o personas que llevan una alimentación poco saludable, PERO SÓLO EN CONTADAS 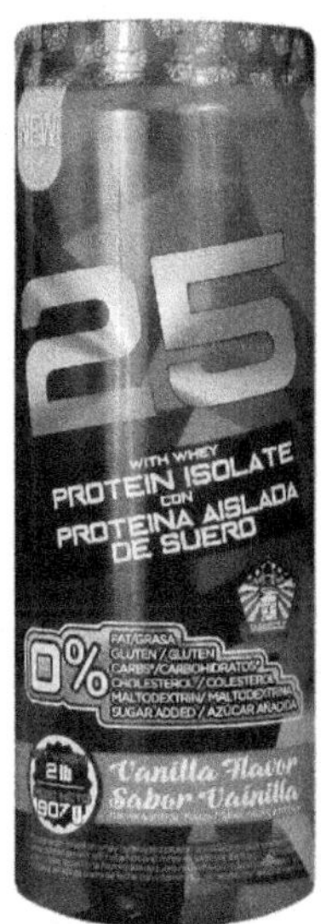

OCASIONES Y CASOS PUNTUALES. NUNCA DE MANERA DEFINITIVA NI ALARGADA EN EL TIEMPO Y SÓLO CON BATIDOS ISOLATE (los llamados "limpios"). En el **capítulo 11** amplío esta información, que espero leas **con mucho detenimiento.**

Ahora bien, si tienes un cuerpo en forma, óptimo y con un porcentaje de grasa dentro de lo normal (hombres menor a 18% y mujeres menor a 25%), y mantienes una nutrición correcta como **EL PLAN BENDECK©**, no hay necesidad de hacer reemplazos de comidas.

Por otro lado, si buscas un nivel superior e incrementar tu composición corporal, simetría y calidad muscular, muy posiblemente necesitarás incluir dentro tu alimentación un "plus" con varios suplementos dietarios (no solo batidos de proteína). Mientras más eleves tu nivel o quieras alcanzar metas más altas, se hace necesario darle ese "empujón" a tu cuerpo, acompañado por supuesto, de una muy buena rutina de ejercicios.

También estos suplementos se recomiendan en personas con una maduración muscular pobre (flacos), cuerpos ectomorfos que se les dificulta "subir", que sueñan con lucir más "fuertes". Te lo digo yo, que padecí por mucho tiempo ese cuerpo tipo "lombriz de tierra". Eso sí, toda esta suplementación debe ir acompañada de un plan nutricional óptimo como base inamovible.

Pero repito, todo depende de tus metas (mejorar la salud o montarte a una tarima a competir), no te enfermes pensando que obligatoriamente DEBES realizar reemplazos por batidos o incluirlos dentro de tu alimentación. Siempre busca el equilibrio, mi querido lector.

Ejemplo de un reemplazo: una o dos veces por semana cuando tengas muy poca hambre, salgas de afán de tu casa y no alcanzas a cocinar, o como una merienda de vez en cuando te quedaría bien.

Mucho ojo, siempre asesórate con un profesional en el tema para que te indique qué tipo de suplementos necesitarás para tus objetivos específicos, porque puede que te desvíes de la meta y te lo digo por testimonio propio, que por andar "autorecetándome en mi juventud", terminé con un cuerpo poco estético y con una definición muscular muy pobre. Aprendí de mi error de la peor forma. Mi testimonio, en el **capítulo 15.** Hoy me río de mis "locuras" porque compraba los suplementos dependiendo de la foto del "modelo musculoso que las promocionaba" porque en mi mente pensaba: si tomas esto, te pondrás igualito, ¡"cómprala ya! (esto se los cuento en secreto, no me hagan "bullying" cuando me vean en la calle).

Un dato extra acerca de unos estudios científicos

Las personas que se trataron con una dieta rica en proteínas, con un bajo consumo de carbohidratos y rica en nutrientes, experimentaron cambios positivos en su cuerpo, en comparación con los resultados de una alimentación normal de proteínas, a saber:

- Una alimentación enriquecida con proteínas puede tener ventajas para no desarrollar una diabetes tipo 2 o enfermedad cardiaca.

- Las personas con tensión arterial alta, azúcar en sangre elevada, triglicéridos altos, bajos niveles de colesterol bueno (HDL) y exceso de grasa alrededor de la cintura, experimentaron una mejoría en su organismo [34-35].

- Las personas mayores y obesas pueden verse beneficiadas con la reducción de calorías con batidos ricos de proteína de suero y aminoácidos (los que conforman las proteínas), ya que promueven la reducción de grasa, mejorando su contextura muscular (fortalecimiento de músculos) [36].

- Una alimentación rica en proteínas y ejercicios de resistencia en ancianos o adultos mayores con obesidad, muestran una mejoría en sus músculos (masa magra). Esta combinación de buena alimentación y ejercicio es benéfica para el cuerpo [37].

19. Tomarme un zumo de naranjas es lo mismo que comerme la fruta

¡FALSO!

Tomar jugos no es lo mismo que comer fruta. A simple vista, pensamos que sí, *"cómo es posible si es el mismo líquido solo que, en un vaso", "estás loco de pensar ese tipo de cosas, si es la misma fruta"* … este tipo de cosas me ha tocado escucharlas al mencionar este tema.

Tal vez pienses que es una locura y que sería igual comerla que tomarla en zumo. Lamento decirte que no es igual, aunque parezca raro.

La naranja como fruta es rica en fibra (2 a 4 gramos), lo que ayuda, como ya expliqué en capítulo pasado, a absorber este alimento de forma un poco más lenta, lo cual es positivo para tu organismo, es decir, reduce el tiempo de digestión, lo que evita que se disparen muy rápido los niveles de azúcar en sangre.

Cuando la exprimimos y colamos el jugo, dejamos la gran mayoría de la fibra por fuera, y sin ella, la absorción se hace más rápida disparando el azúcar en sangre y por ende la insulina, y esta combinación nos producirá grasa lista para ser acumulada en forma de "llanticas".

Anotación

Si eres una persona sana y en algún momento tienes un antojo de un frío y rico jugo de naranjas, te tengo una recomendación:

Pelar dos naranjas grandes (quitarles la cáscara, es decir todo lo verde), que solo quede la parte blanca, licuarlas muy bien y luego sin colar, servirla en el vaso. Así aseguramos que la fibra y todos sus nutrientes lleguen al zumo y, por ende, a tu organismo. ¿Entendido? No olvides quitarle las semillas ya en el vaso.

Lo anterior y para mejorar la lentitud en la absorción, sería positivo acompañarlo con alguna grasa saludable como chía, para ralentizar su absorción. Podría ser entre una cucharadita o una cucharada.

20. La granola es perfecta para "bajar de peso"

¡FALSO!

¿Recuerdas cómo las grandes industrias te han vendido la granola durante todo este tiempo?, correcto, como algo saludable para "bajar de peso".

Es normal y esta frase se repite mucho y se seguirá repitiendo, porque así las grandes marcas nos la han querido vender. Esto es una mentira mezclada con verdades a medias. Hagamos un poco de historia.

Si nos remontamos al consumo de cereal, podemos afirmar que viene de tiempos memorables, pero no fue hasta el siglo XIX, que un doctor de nombre *James Caleb Jackson*, creó la llamada *granula* (como inicialmente él la bautizó) y luego el doctor *John Harvey Kellogg* (te suena familiar ese apellido, ¿no?), creó una versión mejorada de la "granula", haciéndola más comestible y deliciosa, a la cual tuvo que cambiar la "u" por la "o" y la llamó *granola*, ya que *Jackson* lo demandó por utilizar el mismo nombre (38).

Ahora bien, dejando la historia atrás, quiero mencionarte algunos ingredientes de una granola:

- Avena en hojuelas.

- Azúcar refinada o endulzantes como: miel, azúcar morena, jarabe de agave, arce o melaza.

- Frutos secos: nueces, avellanas, almendras, etc.

- Frutos desecados: uvas pasas, coco rallado, duraznos, peras, etc.

- Granos inflados: arroz, trigo, etc.

- Otros como canela, nuez moscada, jengibre en polvo, semillas de chía, de calabaza, etc.

Como ves, hay una gran mezcla de alimentos, pero esto solo te dará un pequeño aporte de proteína y grasas y alto aporte de carbohidratos que, para mi concepto y opinión, no es correcto que lo consumas de manera regular. No es una opción que yo tomaría como desayuno o merienda "saludable", ya que te dará una alta carga de azúcar en tu cuerpo y eso precisamente es lo deseamos evitar.

No creas en todo lo que te vendan como "saludable". En el **capítulo 7**, te enseñaré a leer correctamente las etiquetas de los productos para que evites caer en estas trampas comerciales.

Si piensas que esto te va a reducir medidas o "bajar de peso", déjame decirte que si la consumes todos los días, esos kilos de más de grasa en tu cuerpo no se harán esperar y posiblemente serás el modelo de alguna marca de llantas para automóvil.

La clave es la cantidad y la frecuencia con lo que la consumes, una o dos porciones a la semana no debería darte problemas mientras tengas un porcentaje de grasa normal en tu cuerpo, pero si no lo tienes, evita consumirlos.

Mi recomendación siempre: reduce o evita el consumo de este tipo de alimentos que son vendidos como 100% saludables y no lo son del todo.

Esto es lo que considero como una comida chatarra disfrazada de saludable.

21. Tengo que tomar leche de vaca porque necesito el calcio

¡FALSO!

Has escuchado el refrán: *"Tapas un hueco y destapas otro"*. Eso exactamente sucede con la leche de vaca. Por un lado, aportas calcio a tu cuerpo y por el otro lado te "llenas" de azúcar propia de la leche (lactosa). Entonces, eso de tomarla por el calcio es algo que hay que analizarlo de manera más profunda.

Un vaso de leche de vaca tiene aproximadamente 300 mg de calcio, pero a la vez, en ese mismo vaso, estás consumiendo aproximadamente 12 gramos de azúcar de la leche (lactosa), casi la misma cantidad que medio vaso de una bebida gaseosa azucarada. Ojo, hablo en relación con la cantidad de azúcar que tiene cada una, como bien sabes una proviene de la lactosa (azúcar propia de la leche) y la otra proviene de una azúcar refinada o de un jarabe de maíz añadida en su proceso de fabricación, cada una reacciona en el organismo un poco diferente a la hora de ser absorbida, pero al final, las dos se convierten en glucosa (azúcar en sangre).

Por otro lado, y para que exista una buena absorción del calcio debe estar presente la vitamina D. Por eso, muchas leches vienen enriquecidas con esta vitamina.

Ya sabiendo esto, todavía necesitas saber qué alimentos ricos en calcio podrás consumir sin aportar esas grandes cantidades de lactosa (azúcar de la leche), te menciono algunos: las semillas de chía, las almendras, el brócoli, la col rizada, entre otros.

La vitamina D la consigues en la yema de los huevos, el hígado de res, el queso, el atún y el salmón.

Anotación

El cuerpo es capaz de producir la vitamina D a partir de exponer la piel a los rayos del sol. Con unos 10 a 15 minutos al sol 3 veces por semana, se pueden obtener los requerimientos de vitamina D. Se recomienda después de pasados estos minutos, colocarse protector solar para evitar quemaduras en la piel o riesgo de cáncer.

Un paseo a la playa, a piscina o algún sitio donde se pueda tomar el sol, sería muy conveniente (39-40).

22. Mantequilla es lo mismo que margarina

¡FALSO!

No se debe confundir la margarina con la mantequilla, no, no son lo mismo. La mayoría de las personas no nos damos cuenta a la hora de alcanzar este producto del refrigerador del supermercado, es más, pensaría que la que tienes en la nevera no sabes si es margarina o mantequilla.

Iniciemos diciendo que la mantequilla fue primero y data de tiempos inmemorables, algunos historiadores hablan de que se produjo por primera vez en el área de Mesopotamia en el 9000 a 8000 antes de Cristo.

Ahora bien, la margarina aparece ya en la década de 1860, y nace como un sustituto de la mantequilla, es decir, una copia barata.

¿Cómo se fabrica la mantequilla?

Básicamente la mantequilla se realiza batiendo crema de leche (también llamada nata), durante unos 15 minutos (sugiero una batidora), donde tomará la textura y se separará un líquido de la mantequilla, luego se coloca en un paño para filtrarla y retirar el exceso de líquido presionando vigorosamente, mientras la sumerges en agua fría, hasta que quede casi que seca la masa de mantequilla, y listo.

¿Cómo se hace la margarina?

La margarina es convertir aceites que son líquidos a sólidos (hidrogenación). Es un proceso industrializado en la cual se realiza una emulsión (mezcla) con agua y aditivos. Vale destacar, que este proceso producen un "residuo" de unas grasas llamadas trans, que con solo mínimas cantidades puede producir riesgo a tu organismo como: elevar los triglicéridos, subir el colesterol malo (LDL) y bajar el bueno (HDL).

Yo me sigo quedando con la mantequilla, para mí es una opción más natural y más saludable. Ya estará en ti, tomar el camino que creas conveniente.

Anotaciones

- Recuerda algo, mientras más dura sea la margarina, mayor contenido de grasas trans puede contener.

- Si deseas cocinar, opta por utilizar mantequilla y no margarina.

- No te dejes engañar porque la margarina diga: 0% o libre de colesterol. Recuerda que por ser de origen vegetal (la gran mayoría), no contiene colesterol ya que en el reino vegetal NO existe el colesterol. Decir que una margarina no contiene colesterol es lo mismo que decir que *"el agua moja"*, es obvio, solo es una "publicidad barata" para hacerte comprar el producto.

Una opción saludable: mantequilla Ghee

Yo la considero una "versión mejorada" de la mantequilla común. Al clarificar la mantequilla (convertirla en Ghee) separamos los sólidos lácteos de la grasa. Puedes hacerla en tu casa, te explico como:

Se prepara tomando la mantequilla común (preferible sin sal) y colocarla al fuego lento hasta que se derrita. Observarás que quedará una especie de espuma blanca en la parte superior, lo cual se debe retirar con cuidado y desechar. También, en el fondo encontrarás sólidos, que tampoco se utilizarán, solamente el líquido será nuestro resultado esperado. Para separar el líquido del sólido del fondo, te sugiero viertas con mucho cuidado en otro recipiente dicho líquido hasta que quede separado todo o puedes utilizar un colador tipo tela.

Beneficios: esta mantequilla es más saludable a la hora de cocinar ya que soporta más temperatura que una mantequilla normal; es ideal para freír o saltear. En muchos países se usa como sustituto del aceite.

Esta mantequilla tiene mucha más vida útil que una normal, no se pone rancia fácilmente.

No necesita refrigeración.

Para terminar, hay muchos estudios científicos que se batallan la corona de cuál alternativa es la mejor, muchos dicen que es la margarina, otros la mantequilla, pero no se ponen de acuerdo. Por eso te di mi punto de vista, desde mi experiencia en el área de la nutrición, la suplementación y el deporte (41-42).

23. El colesterol es dañino, no se debe consumir

¡FALSO!

Primero, antes de adentrarnos en esto, me gustaría que vieras esta foto, pertenece a las ***Guías Alimentarias para los Estadounidenses***, desarrollada y redactada por el *Departamento de Agricultura de los Estados Unidos* (**USDA**, *por sus siglas en inglés*) *y por el Departamento de Salud y Servicios Sociales de los Esta-*

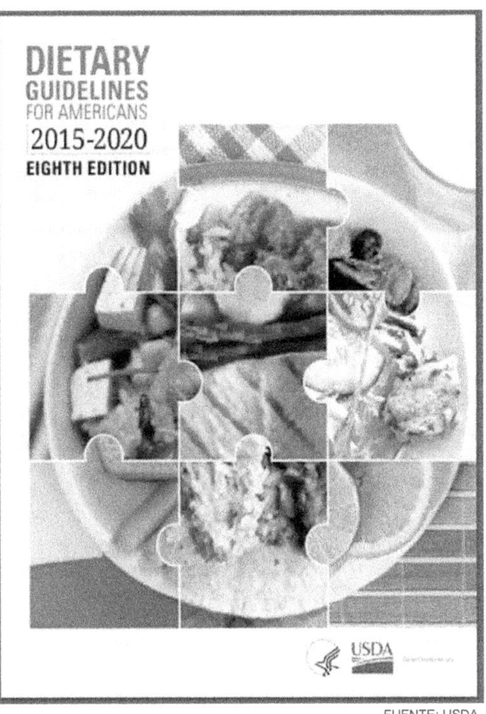

FUENTE: USDA

dos Unidos (**HHS**, *por sus siglas en inglés*). Dicha guía es actualizada cada cinco años, con los últimos avances y descubrimientos, directrices y de todas las cosas que consumimos y vemos (a l i m e n t o s , asesorías dietarias, etc).

Bueno, siguiendo con esta idea, mencionaron algunos ajustes a la alimentación, entre esos uno muy sorprendente sobre el colesterol. Cito el texto: *"Cholesterol is not considered a nutrient of concern for overconsumption",*

lo que traduce: **"El colesterol no se considera un nutriente de preocupación por un consumo excesivo".** Es increíble que en la anterior guía del 2010 recomendaban tener un consumo <u>no mayor</u> a 300 mg/día.

Citando otro fragmento de esta guía, aparece que: *"The Key Recommendation from the 2010 Dietary Guidelines to limit consumption of dietary cholesterol to 300 mg per day is not included in the 2015 edition, but this change does not suggest that dietary cholesterol is no longer important to consider when building healthy eating patterns";* traducido al español nos dice que: **"La recomendación clave de las pautas dietéticas de 2010 para limitar el consumo de colesterol dietético a 300 mg por día no se incluye en la edición de 2015, pero este cambio no sugiere que el colesterol dietético ya no sea importante a la hora de desarrollar patrones de alimentación saludables".**

Recordemos que el colesterol es una grasa necesaria para el correcto funcionamiento del cuerpo humano, el cual produce la mayor parte del colesterol que necesitamos y la otra de lo que ingerimos con nuestras comidas. Es importante aclarar, que el colesterol que ingerimos con la comida es sólo una porción pequeña del total del colesterol que circula por nuestro organismo (1/3 parte). Las 2/3 partes restantes las produce nuestro cuerpo.

Si tu alimentación es alta en colesterol, tu cuerpo reduce su producción y si tu alimentación es baja, el colesterol aumenta su propia producción de dicho colesterol. Tu cuerpo siempre buscará la forma de conservar el equilibrio o la homeostasis, manteniendo el equilibrio o la autorregulación.

¿Entendido?

24. La leche de vaca y el queso son lo mismo

¡FALSO!

Muchas personas me preguntan por qué soy amigo del queso y enemigo de la leche. En **EL PLAN BENDECK**© recomiendo el consumo de queso, me parece una excelente fuente de proteína, perfecta para cualquier hora del día, incluyendo meriendas.

La razón por la cual aplaudo el queso y no la leche es la siguiente: la leche naturalmente tiene, como ya dije, lactosa (azúcar de la leche), un vaso tiene aproximadamente 12 gramos de lactosa, lo que para adelgazar no es lo mejor, pero ¿qué pasa con el queso?, pasa que al convertirse la leche en queso desaparece la lactosa, es decir no contiene carbohidratos, lo que hace de este alimento perfecto a la hora de reducir centímetros a esa cintura.

¿Cómo es posible eso?

En el proceso de fabricación del queso, este experimenta un fenómeno llamado: fermentación láctica. Cuando este se fermenta, en el proceso desaparece el azúcar de la leche (lactosa), quedando sin carbohidratos nuestro querido alimento.

No te dé miedo comer queso, es rico en proteínas y grasas, lo que lo hace perfecto para ser incluido en nuestra alimentación diaria.

25. Eliminar por completo los carbohidratos es la mejor opción para "bajar de peso"

¡FALSO!

La forma más popular que habrás escuchado esta frase sería: *"Debo quitar las harinas para bajar de peso".*

Totalmente falso de aquí a la luna. Este macronutriente también es muy importante para nuestro organismo. A partir de él se forma la energía de nuestro cuerpo (ATP es llamada la "moneda energética" de nuestro organismo). Lo más importante es **regularlos**, ya que un exceso de ellos produce picos en el azúcar de la sangre (glucosa). Por otro lado, se recomienda consumir los de mayor aporte nutricional como los carbohidratos complejos (arroz, pastas, productos integrales, papa, etc).

Siempre es importante mantenerlos dentro de nuestra alimentación. Estoy a favor de <u>eliminarlos parcialmente en algún</u>

<u>momento del día, pero no para siempre</u>. Si bien tener estas bajas de carbohidratos por períodos cortos, podría ayudar a nuestro organismo para mejorar o regular ciertas funciones como por ejemplo la sensibilidad a la insulina, lo cual es positivo, o también ser capaz de utilizar de manera eficiente menor cantidad de carbohidratos, logrando el mismo efecto que consumiendo una cantidad mayor de ellos.

Por otro lado, y siguiendo con el tema, me gustaría colocar un ejemplo: una persona decide eliminar por completo sus carbohidratos por dos meses. En días posteriores se da cuenta de que efectivamente esta "dieta" le está resultando, ya que empezó a "bajar peso" de manera acelerada. Piensa que esto es increíble y continúa. La gran mayoría de personas al ver resultados tan rápido, empiezan a bajar cantidades a otros macronutrientes como proteínas y grasas, esto empeorará las cosas. Listo, finalizaron los dos meses con "éxito". Duró 60 días sin consumir carbohidratos, al día 61 ingresa a su dieta algún carbohidrato, tal vez arroz o papa de forma regular, es aquí donde llega el problema. Muy posiblemente esa persona llegue de nuevo, o lo que es peor, sobrepase su peso inicial, y también experimente un alza en su porcentaje de grasa y empiece a retener líquidos. Esto se conoce como: **efecto rebote**. El cuerpo al no tener uno de sus alimentos principales llega de cierta forma a descompensarse, lucha en lo posible por mantener la homeostasis (equilibrio en el funcionamiento) y se sensibiliza a este macronutriente que le hace falta, lógicamente después de un tiempo él se adaptará y buscará otra fuente de energía primaria, como por ejemplo las grasas; pero pasadas varias semanas y cuando llega el momento de incluirlo en la alimentación regular, tal vez porque te aburriste de esta dieta agresiva, este alimento tendrá un efecto no grato para el organismo, pues otra vez tendrá que autorregularse y adaptarse, lo que dará como resultado una absorción fuera de lo normal de este, ya que tu cuerpo estará super receptivo a "eso que hace rato no le dan", tanto, que podrás llegar a excederte con mucha facilidad porque la porción normal que antes consumías, ahora con sólo, tal vez, una cuarta parte, ya tendrás el suficiente carbohidrato para tu cuerpo y el resto será acumulado como nuevas "llantas en tu abdomen".

Muchas personas han experimentado este problema, buscando atajos con dietas agresivas y restrictivas, lo cual repudio y nunca estaré a favor de ese tipo de venenos para el organismo.

Los carbohidratos <u>NO se deben eliminar por completo de nuestra alimentación</u>, no cometas ese error garrafal, sí lo puedes hacer de manera parcial o reducirlos de manera controlada, pero no eliminarlos de forma radical. Espero haber sido claro.

Nuevamente, reitero: NO LOS ELIMINES, la clave es regularlos. Juega con ellos, sé dinámico.

Capítulo 6

Las frutas: unas aliadas y unas enemigas

Las frutas han existido en nuestra alimentación desde que nacimos, la vida nos ha enseñado a consumirlas porque son saludables. Hoy en día, todavía tenemos "tatuada" esa idea que, en mi opinión, es una verdad a medias.

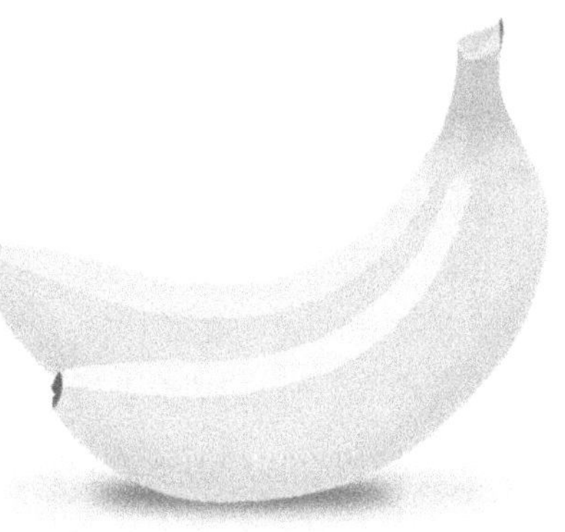

Si tal vez me preguntaras sobre esto, te diría que sí son buenas, pero la verdad es que deben ser consumidas con moderación o definitivamente evitarlas por un tiempo, ya que su consumo debe depender de cuánta grasa acumulada tengas en tu cuerpo. Lo importante en este caso es saber **cuál, cuánto y cuándo comerlas.**

No es lo mismo comerlas al desayuno o a media mañana, que comerlas antes de dormir, tampoco es lo mismo si tienes problemas de sobrepeso o eres delgada, o tal vez eres una persona muy activa con el ejercicio (trotar, ciclismo, maratón, etc.), o definitivamente eres muy sedentaria, todos estos detalles cuentan… y ¡mucho!

Pongamos las cosas claras

Las frutas se consideran carbohidratos simples, su digestión es bastante rápida. Contienen fructosa (azúcar propia de la fruta), algunas más que otras, eso lo veremos acá.

Este tipo de azúcar, mal administrada, podrá subir un par de centímetros a tu cintura y más si consumes frutas con mayor contenido de azúcar como los bananos (platanitos, plátanos, guineos o banana).

Las frutas no se deben consumir todos los días, no es conveniente hacerlo y más si tienes un porcentaje de grasa alto. También recomiendo que durante el proceso de llegar a las medidas deseadas en cuello, cintura y cadera o porcentaje de grasa adecuado, trata de minimizarlas, dependiendo en dónde te encuentres en la siguiente tabla que te muestro.

Siempre respeta los tiempos y optimiza la forma de perder grasa a mayor velocidad y de manera segura, sin llegar a experimentar el efecto rebote, por eso mi preocupación frente al consumo de las frutas.

Frecuencia de consumo por semana en personas sanas, dependiendo del porcentaje de grasa

Concepto	Mujeres	Hombres	Consumo por semana
Atleta	14-20%	6-13%	4 x semana
Normal	21-24%	14-17%	3 x semana
Sobrepeso	25-31%	18-24%	2 x semana
Obesidad	32% o más	25% o más	NO o 2 x semana

Para consumir de manera correcta las frutas, aplicamos mi **técnica C-C**: Cuál y Cantidad; teniendo en cuenta la tabla anterior y de evitarlas o reducirlas en la noche, aplicamos dicha técnica:

Cuál: cuál fruta vas a consumir.

Cantidad: cuántos gramos vas a consumir de esa fruta.

Llegamos al punto clave para consumirlas con éxito, sin vernos afectados por la fructosa. Te menciono algunas frutas y cantidades recomendadas para una persona con un porcentaje de grasa normal o atlético:

- **Sandía (patilla)**

  Muchos pensarán que es una fruta con mucha fructosa, y lo es, pero la cantidad que se comería de ella es la clave para poder consumirla sin problemas. Realmente, para que esta fructosa afecte y llegue a elevar mucho el azúcar en sangre, tendrías que comer aproximadamente 1 kilo de patilla en una comida, lo cual es mucho. Cantidad recomendada: 1 taza.

- **Banano**

  Esta fruta es consumida en gran cantidad por deportistas o novatos que inician en el gimnasio, por los beneficios del potasio y su energía por su alto contenido de fructosa. Esta práctica no la comparto, es algo obsoleto que debería eliminarse a la hora de entrenar puntualmente, si tienes obesidad o tendencia a ella, si quemas muchas calorías o tiendes a ser delgado, su consumo no sería tan estricto, pero en caso contrario, sí. Cantidad recomendada: ½ banano.

- **Pomelo**

También llamado toronja, es una fruta muy rica y refrescante. Es una fruta segura de consumir dentro de la cantidad indicada. Cantidad recomendada: ½ toronja.

- **Naranja**

Una de las frutas preferidas de la gran mayoría de las personas a la hora del desayuno. No la considero tan saludable como la "pintan". Se debe tener cuidado en el consumo en personas con diabetes, deben ser evitadas o deben regular su consumo por su contenido de fructosa, hay formas un poco más seguras de consumirla, como expliqué en el **capítulo 5**. Cantidad recomendada: 1 naranja grande.

- **Piña**

También llamada ananás, es una fruta rica en fibra y muy dulce, existen más de veinte variedades cultivadas en todo el mundo. Tiene un alto poder saciante. Personalmente la consumo para eliminar, en la mayoría de los casos, la ansiedad por dulce. Cantidad recomendada: 1 rodaja del ancho del dedo pulgar (120 g aproximadamente).

- **Manzana**

Ya sea verde o roja, podrás consumirla. Es importante que entiendas, que es mejor consumir la fruta y no estos jugos envasados que, en la mayoría de los casos, son adicionados con azúcar refinada o similares. Grave error. Cantidad recomendada: 1 manzana.

- **Pera**

Fruta con alto contenido de agua, posee vitamina C, potasio, fibra, entre otros. Por otro lado, si en algún momento te has enfermado, en la mayoría de los casos te llevan una pequeña botella de néctar de pera, parece ser la bebida oficial de los enfermos. Siempre comer la fruta de la pera será más saludable, pero si deseas tomarla como néctar o zumo de peras, escoge uno sin adición de azúcar o prepárala de manera casera, lo cual recomiendo más. Cantidad recomendada: 1 mediana, o medio vaso de néctar de pera (120 ml) casero.

- **Fresa**

Fragaria o frutilla, para mí, una de mis preferidas a la hora de regular la ansiedad o darle un toque diferente a alguna receta saludable. En una dosis correcta, puede ser consumida sin ningún problema. Tiene efecto antioxidante, antinflamatorio, y ese color rojo es dado por un pigmento natural llamado antocianina (torna a las hojas, las flores y/o frutos color púrpura, azul o rojo), al cual se le atribuyen beneficios antinflamatorios, anticancerígenos y antitumorales(43). Cantidad recomendada: ½ taza.

- **Kiwi**

Otra fruta que podemos consumir. Rica en vitamina C, fibra, vitamina E, entre otros. Contiene luteína, un pigmento amarillo de origen natural con propiedades antioxidantes, encontrados en el kiwi, en la yema del huevo, maíz, mostaza, coles, repollos, lechuga, espinaca, pimentones rojos, aguacate, zuchinni, entre otros. Cantidad recomendada: ½ taza.

- **Mora**

También llamada zarzamora, al igual que la fresa, contienen antocianina. Cantidad recomendada: ½ taza.

- **Arándanos**

También contienen antocianina. Se utiliza para muchos batidos y recetas en cocinas de talla internacional. Son ricas en vitaminas, fibras, minerales y antioxidantes. No confundir la fruta propia con algunas que vienen en confituras o deshidratadas, siempre se debe consumir la fruta. Cantidad recomendada: Un puñado 100 g.

- **Papaya**

También llamada papayón, papayo o lechosa. Se caracteriza por ser una fruta digestiva, pero ojo con abusar de ella por tener, por ejemplo, problemas de estreñimiento. Es muy común consumirla al padecer este problema digestivo, cabe aclarar que consumirla de manera regular todos los días es un gran error de talla mundial, ya que efectivamente reducirás el estreñimiento, pero a su vez consumirás altas cantidades de fructosa (azúcar de la fruta), y esto no será algo positivo para adelgazar, por ende, estaremos yendo por el camino incorrecto. Para mejorar problemas de estreñimiento es mejor la fibra, explicada en un capítulo anterior.

Esta fruta contiene una enzima digestiva llamada papaína que ayuda a mejorar el tránsito intestinal, es analgésica y calmante del dolor.

La papaya contiene también vitamina A, que ayuda a la formación y al mantenimiento de dientes, tejidos blandos y óseos, membranas mucosas y piel sana, también promueve la buena visión, especialmente con poca luz[44]. Cantidad recomendada: ½ taza. Por favor, no abusar de su consumo.

- **Ciruelas**

Contiene también antocianina, se caracteriza por sus propiedades laxantes. Las ciruelas se pueden clasificar en función de su color en:

- Ciruelas amarillas: sabor ácido y abundante jugo.

- Ciruelas rojas: muy jugosas y de sabor más dulce que la amarilla.

- Ciruelas negras: son las más adecuadas para cocer porque no son tan dulces.

- Ciruelas verdes: también llamadas ciruelas Claudia, de carne firme y jugosa y muy dulces. NO las recomiendo por su contenido de azúcar.

Lo mismo que la papaya, si tienes problemas de estreñimiento, este es uno de los remedios caseros utilizados, pero ojo con su contenido de azúcar, no excederse. Se puede realizar alianzas estratégicas con la fibra o la chía para reducir el consumo de fructosa. Cantidad: 1 ciruela mediana.

Resumiendo lo anterior:

Fruta	Cantidad
Sandía	1 taza o 200 g.
Banano	½ fruta tamaño normal.
Pomelo	½ fruta.
Naranja	1 fruta tamaño normal.
Piña	1 rodaja del ancho del dedo pulgar.
Manzana	1 fruta.
Pera	1 fruta tamaño mediano.
Fresa	½ taza.
Kiwi	½ taza.
Mora	½ taza.
Arándanos	1 puñado 100 g.
Papaya	½ taza.
Ciruela	1 fruta 70 g.

Bueno, te estarás preguntando cómo calculé las porciones seguras de la tabla anterior. Todo tiene una explicación. Debemos tener claros dos conceptos importantes a la hora de comer carbohidratos, incluyendo las frutas. Todavía se sigue prestando importancia a un sistema para clasificar los alimentos dependiendo de cómo sube la glucosa (azúcar en sangre). Por mucho tiempo se tomó como referencia para ver qué alimentos subían súbitamente o afectaban poco la glucosa, pero se descubrió otro que complementaba con mayor precisión el primero, estoy hablando de dos sistemas: **índice glucémico y carga glucémica.**

El índice glucémico clasifica a los alimentos con carbohidratos en la escala del 0 al 100, mientras más alto el número, más rápido te elevará el azúcar (glucosa) en sangre. Pero este se limita porque no tiene en cuenta la porción exacta que nos comemos en ese momento que queremos consumir alguna fruta u otro carbohidrato.

Es decir, que los alimentos que se consideran de índice glucémico alto se digieren y absorben rápidamente, lo que resulta en un mayor aumento de los niveles de azúcar en la sangre, mientras que los alimentos que se consideran con índice glucémico bajo se digieren y absorben lentamente, lo que resulta unos niveles más bajos de azúcar en la sangre. Pero esto no es del todo cierto, ya que depende mucho de la cantidad que ingieras, por eso apareció *la carga glucémica*, porque que es ilógico pensar que 1 taza de arroz blanco daría el mismo efecto que comerse ½ taza del mismo arroz.

Por eso la tabla anterior fue calculada bajo con porciones adecuadas y seguras que, muy posiblemente, no les afectará su azúcar en sangre a la hora de consumirlas. Eso es alimentarse inteligentemente.

Ahora bien, si el índice glucémico va de 0 a 100, la carga glucémica va de 0 a 10: baja, 11 a 19: media, y 20 en adelante: alta.

Los alimentos, dependiendo de su porción o cantidad, pueden tener carga glucémica alta, media o baja.

Ejemplo:

Pan blanco tajado (pan de molde). Si te comes 3 torrejas o rebanadas de pan tajado, el pan blanco afectaría bastante el azúcar en sangre en tu cuerpo ya que la carga glucémica estaría en ALTA.

Entonces, si solo te comes una tajada, que pesa aproximadamente 35 g, no afectaría tanto el azúcar en sangre, ya que la carga glucémica estaría en BAJA. Lo mismo pasaría con el zumo de naranja, si consumes medio vaso estaría en BAJA, pero si consumes medio litro, la carga sería ALTA, lo cual afectaría tu glucosa de manera negativa.

¿Notas la importancia de las porciones?

Carga glucémica en 100 g de cada uno de estos alimentos:

BAJA	Manzana, zanahoria, fresas, sandía, pera, piña, maní, naranjas, calabaza, plátano verde, kiwi, mango, zumo de naranja, zumo de manzana.
MEDIA	Garbanzos, banano, papa o patata cocida, maíz dulce, yuca, fríjoles.
ALTA	Pastas, cuscús, arroz blanco, arroz integral, ñame, pan blanco, pan integral, patatas fritas.

Cómo expliqué en el primer capítulo, el carbohidrato es un macronutriente que se encuentra dentro de algunos alimentos, unos en mayor cantidad que en otros, pero en las carnes (carne de res, pollo, pescado, mariscos, etc.) no tienen carbohidratos. Por eso **EL PLAN BENDECK©**, se basa en una alimentación rica en proteínas, lo que nos ayuda a controlar y a regular más nuestra azúcar en sangre. Debemos ser conscientes de la importancia de esto.

No te desesperes si ya quieres saber sobre mi plan alimentario, tendrás un capítulo exclusivo en el cual solo hablaré de él, por ahora estoy dándote algunos consejos vitales para que, al llegar al capítulo, tengas suficientes bases para aplicarlo de manera exitosa, fácil y sin restringir en exceso los alimentos que tanto te gustan.

Cómo el cuerpo absorbe la fructosa

Los términos correctos son: absorción y metabolismo de la fructosa o fructólisis. Es decir, palabras más, palabras menos, cómo el cuerpo aprovecha para su beneficio este azúcar proveniente de las frutas, de la miel y de los vegetales (sí, ellos también la tienen, pero en menor cantidad). Incluso el azúcar común (de mesa) se compone de una parte (molécula) de fructosa (que es la parte más dulce de ella) y otra de glucosa.

Toda la vida nos han enseñado que el consumo de frutas o jugos dentro de nuestra alimentación diaria es lo más "saludable" que se puede comer o tomar. Por décadas, nos inculcaron la gran importancia que estos alimentos le hacen a nuestro organismo; frases como: "las comidas se acompañan con jugo porque es lo mejor", "una frutica de postre sienta bien al cuerpo", "hay que comer frutas por sus vitaminas y minerales", "que no falte la fruta en la lonchera de mi hijo"... y la lista sigue.

El hígado: el protagonista

Si bien el hígado es el órgano por excelencia para "procesar" (metabolizar) la mayor parte de la fructosa que ingresa a nuestro cuerpo, también hay que decir que no es el único que realiza esta función; una pequeñita parte también se metaboliza en los riñones, el intestino delgado o incluso en los testículos.

Esta fructosa toma dos caminos diferentes, pero que al final, llegan a un mismo punto llamado glucólisis. Perdón por el término tan pesado, llamémoslo mejor energilandia, ya que este es el principal responsable de producir la energía para nuestro cuerpo: para movernos, para la digestión, para la respiración, en fin, para todo.

El primer camino que toma la fructosa la lleva hasta el hígado donde se "procesa" la mayor parte, y el otro camino llega directo a energilandia (produciendo energía vital para nuestro cuerpo). Cabe aclarar que al final esa fructosa que pasó por el hígado, entrará también a energilandia (glucólisis) para producir también energía, pero ya convertida en otras formas (sustratos) que no incrementarán tanto el azúcar en sangre en nuestro cuerpo, como si lo comparamos con el azúcar común o de mesa.

Por otro lado, hay un detalle extra que debes sumar a lo anterior. La mayor parte de la fructosa (llamada azúcar de la fruta) se "procesa" en el hígado por acción de una enzima llamada fructoquinasa (KHK), entonces tendríamos a dicho hígado trabajando "horas extras" para "evacuar" toda esa fructosa ingresada a nuestro cuerpo. Tanto sería ese exceso de trabajo de nuestro hígado, que podría enfermarse. Es decir, si mantenemos una dieta muy alta en frutas, jugos o derivados, podríamos desarrollar enfermedades asociadas a su alto consumo.

Lo que no nos cuentan es que una alimentación alta en fructosa podría desarrollar algo llamado EHGNA, que significa enfermedad hepática por depósito de grasa no alcohólica o hígado graso no alcohólico; incluso todo este exceso de fructosa también aumentará los niveles de triglicéridos, es decir, incrementarán esas reservas de grasita en tu cuerpo o, dicho de otra forma, aumentarán tus "llanticas", lo que ocurre también por un exceso de otros carbohidratos (recuerda que la fructosa también hace parte de este grupo). Incluso puede desatar inflamación en el hígado, cirrosis y un incremento del colesterol malo y del ácido úrico.

La solución: moderar el consumo de frutas e ingerirlas cuando tu porcentaje de grasa sea óptimo. Sin embargo, no hay necesidad de irse al extremo de dejarlas de por vida; ese tipo de consejos locos no los doy.

No sigas creyendo que por comer frutas o tomar jugos todos los días en cantidades industriales, será la mejor forma de darle al cuerpo un "festín de vida saludable"; la verdad es otra como ya lo sabes. Te cuento esto no para que te asustes, sino para que tomes las mejores decisiones para tu salud.

Dos productos que debes conocer

Ten cuidado con el alto consumo de alimentos que contengan **jarabe de maíz de alta fructosa** (JMAF), el cual proviene principalmente del almidón del maíz, aunque en la actualidad lo están produciendo del almidón de la yuca, la batata o el arroz.

Es un producto muy concentrado, barato y rendidor que se utiliza para endulzar los alimentos. Se usa de manera habitual por su bajo costo y su alto poder endulzante (el negocio perfecto para las industrias, pero imperfecto para la salud).

Por otro lado, durante muchos años atrás y actualmente, se viene usando con mayor regularidad un producto denominado **fructosa en polvo**, un endulzante que las industrias alimentarias lo bautizaron como "el azúcar para los diabéticos", es decir que podría reemplazar el azúcar común o incluso la estevia y la sucralosa, entre otros. Su atractivo principal es una frase que retumba por doquier: "este azúcar de la fruta no eleva el azúcar en sangre y se hace seguro el consumo en diabéticos", con lo cual no estoy de acuerdo ya que puede traer consigo otros problemas, como ya lo expliqué antes.

Por esta razón, en **EL PLAN BENDECK©** regulo el consumo de frutas y jugos mientras te encuentres en sobrepeso o en obesidad, es decir, que tu porcentaje de grasa no esté normalizado; ya después podrán ser consumidos en mayor porción.

No creas que el hígado graso solo aparece en edad adulta, incluso niños y jóvenes ya presentan hígado graso por el exceso en el consumo de fructosa y sus derivados. ¿Por qué sigues enfermando a tus hijos con la alimentación que les das a diario?

No te asustes, solo es una información importante que debes saber para cuidar tu cuerpo y a las personas que más quieres.

Datos sueltos pero interesantes

- Uno de los componentes del semen es la fructosa.

- La fructosa contenida en el semen es importante para la nutrición de los espermatozoides.

- El semen tiene un sabor ligeramente dulce debido a un alto contenido de fructosa.

- El sabor del semen puede verse afectado por la alimentación.

- El hígado graso en niños y jóvenes va en aumento año tras año.

- No compres fructosa para endulzar tus alimentos o si sufres de diabetes. No caigas en este engaño.

Capítulo 7

Aprendiendo a leer las etiquetas

Has llegado a un capítulo indispensable a la hora de afinar tus conocimientos en nutrición, para mí es muy importante que sepas leer una etiqueta o una tabla nutricional, ya que esto te dará argumentos fuertes a la hora de escoger los alimentos correctos en un supermercado. Ya es hora de dejar de "tragar entero" toda esa información que nos venden en nuestro día a día y más todos esos productos que juran ser saludables y de eso no tienen absolutamente nada. Es hora de parar a las grandes industrias que juegan con nuestra ignorancia por no tener conceptos claros, al no poder leer de forma correcta una tabla nutricional o una simple etiqueta.

A continuación, presento un ejemplo de un modelo de tabla o información nutricional que comúnmente, y por ley, tienen los alimentos que consumimos, observemos:

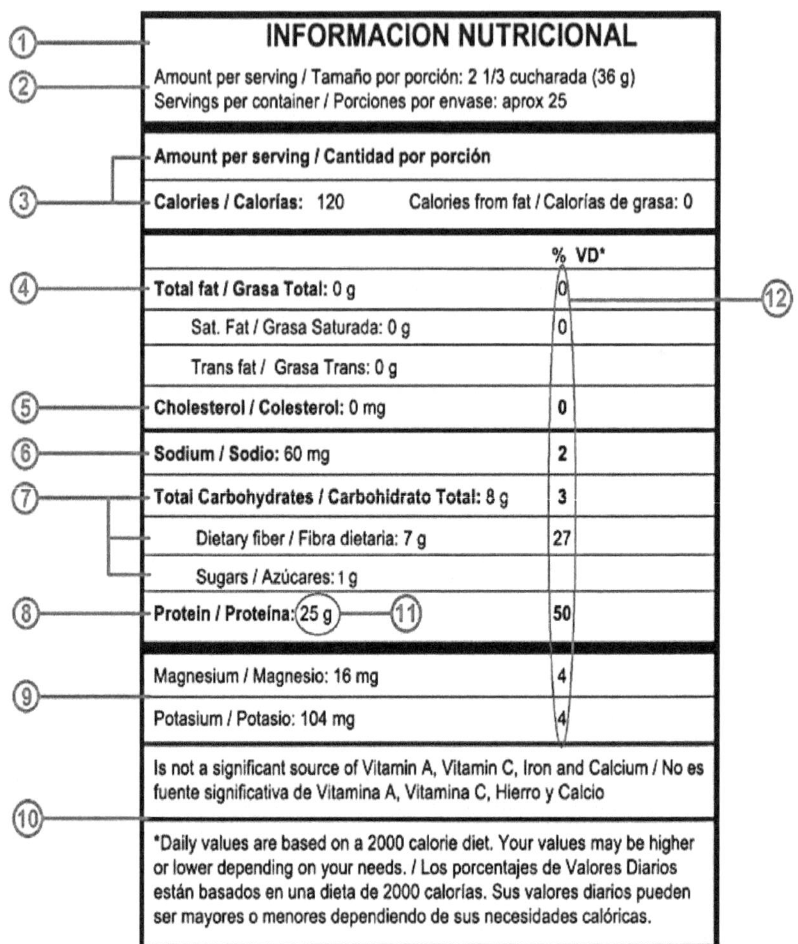

1. Tabla nutricional

El ejemplo de arriba es uno de los modelos de tabla nutricional que más vemos en las etiquetas. Hay varios tipos como el lineal para alimentos pequeños o resumidos, depende, en la mayoría de los casos, del tamaño del empaque.

• Ejemplo tabla lineal:

> **Información Nutricional** Porción: 1 paquete, Cantidad/Porción: Calorías 40, Grasa Total 0g (0% VD), Grasa Sat 0g (0% VD), Sodio 50mg (2% VD), Total Carb. 8g (3% VD), Azucares 4g, Proteína 1g, Vitamina A (8% VD), Vitamina C (8% VD), Hierro (2% VD), No es fuente significativa de calorías de grasa, grasa saturada, grasa trans, colesterol, fibra y calcio. Los porcentajes de Valores Diarios están basados en una dieta de 2000 calorías.

El título puede decir: tabla nutricional, información nutricional, información nutrimental o datos de nutrición (45).

Sea cual sea la configuración de la información nutricional, es importante que identifiques las cosas que son vitales para mantener una excelente alimentación. Esto también será una herramienta poderosa a la hora de realizar tus compras en el supermercado.

2. Tamaño de la porción

En esta sección se muestra cuántas porciones hay en el paquete y el tamaño de cada porción. Vale destacar, que el tamaño de las porciones se da en medidas que sean familiares para el consumidor o que "tengan en la cocina", como tazas, cucharadas, cucharaditas, etc.

Casi siempre un paquete tiene varias porciones. En este caso, una porción equivale a 2 1/3 de cucharadas y en este envase hay contenidas 25 porciones aproximadamente.

3. Cantidad por porción

Indica la cantidad de calorías que tiene la porción. Se especifican calorías totales y las calorías provenientes de la grasa. En este caso, la porción tiene 120 calorías y las calorías de la grasa cero (0).

4. Grasa total

Como su nombre lo indica, te muestra la cantidad de grasas totales que tiene ese alimento. Hay varios tipos de grasas como: grasas saturadas, grasas monoinsaturadas, polinsaturadas y grasas trans. En este ejemplo de información nutricional, se coloca de manera reducida o resumida: grasas saturadas y grasas trans. Siempre se deben evitar las grasas trans pues son perjudiciales para nuestro organismo ya que elevan el colesterol malo (LDL) y bajan el colesterol bueno (HDL), también sube nuestros triglicéridos o grasa en la sangre. Buscar siempre alimentos con cero gramos de trans.

5. Colesterol

Indica los gramos de colesterol que tiene esta porción. En este ejemplo observamos que está libre de colesterol.

6. Sodio

Indica la cantidad de sodio que posee esa porción. Siempre optemos por productos bajos en sodio.

La **OMS** (*Organización Mundial de la Salud*) recomienda para adultos sanos consumir menos de **2 gramos al día de sodio** (lo que es igual a 5 gramos de sal común al día). En este ejemplo, nos muestra 60 miligramos de sodio por porción, lo cual está perfecto.

7. Carbohidrato total

Llegamos a un punto muy importante en nuestra tabla nutricional. Aquí debemos fijarnos muy bien a la hora de consumir nuestros alimentos. Este es uno de los pilares al momento de elegir un alimento en el supermercado.

Si hablamos de carbohidratos, hay una lista que debes conocer, pero debes saber que donde dice "carbohidrato total" con letras en negrilla es la sumatoria de todos los carbohidratos presentes, es decir los que aparecen abajo en letra sin negrilla (ver tabla nutricional). Dentro de este grupo pertenecen: la fibra alimentaria o dietaria, el almidón, el azúcar y esta a su vez, se divide en muchos tipos, dependiendo de su fuente, por ejemplo, si es de la leche sería de la lactosa, pero siempre en la tabla se llamará *"azúcares"*.

Hay algo muy particular cuando un alimento es rico en fibra, para poder saber el número de carbohidratos que nos interesa a la hora de consumir un alimento, debemos <u>RESTAR la fibra a los carbohidratos totales</u>.

Ejemplo:

Si tomamos esta misma tabla vemos que hay 8 gramos de **carbohidrato total** y 7 gramos de **fibra dietaria**. *¿Lo identificas?*

Lo que hacemos es que al 8 le restamos el 7, para obtener los carbohidratos que nos deben preocupar

	% VD*
Total fat / Grasa Total: 0 g	0
Sat. Fat / Grasa Saturada: 0 g	0
Trans fat / Grasa Trans: 0 g	
Cholesterol / Colesterol: 0 mg	0
Sodium / Sodio: 60 mg	2
Total Carbohydrates / Carbohidrato Total: 8 g	3
Dietary fiber / Fibra dietaria: 7 g	27
Sugars / Azúcares: 1 g	
Protein / Proteína: 25 g	50
Magnesium / Magnesio: 16 mg	4
Potasium / Potasio: 104 mg	4
Is not a significant source of Vitamin A, Vitamin C, Iron and Calcium / No es fuente significativa de Vitamina A, Vitamina C, Hierro y Calcio	

a la hora de consumir el alimento, en este caso, nos daría 1 gramo de carbohidrato (proveniente del azúcar), lo cual estaría perfecto para consumir ese alimento.

¿Por qué se restan?

Se deben restar porque la fibra no es absorbida por el cuerpo, por ende, no tendrá impacto en el aumento del azúcar en sangre (glucosa).

Recuerda que la fibra tiene un papel muy importante en la digestión (la hace más controlada), en el tránsito intestinal, estreñimiento y demás virtudes. La **FDA (Administración de Alimentos y Medicamentos de los Estados Unidos)** recomienda consumir alimentos ricos en fibra.

8. Proteína

Muestra el total de proteína que aporta la porción de ese alimento, en este caso, dicha porción aporta 25 gramos de proteína. Excelente cantidad. Este es otro indicador que debemos tener presente a la hora de comprar o consumir alimentos. Siempre opta por alimentos ricos en proteínas.

9. Nutrientes

Aquí se describen los nutrientes como las vitaminas A, C, el hierro, el calcio, entre otros minerales y vitaminas. Aquí puedes verificar si ese alimento es rico en nutrientes y cuánto aporta por cada porción o servicio.

10. Observaciones

Es un espacio donde se realiza una notificación de los nutrientes que no aporta el producto y un mandato de la **FDA**, que recomienda valores diarios para una persona con un consumo promedio de calorías de 2000 por día.

11. Cantidad

Muestra la cantidad en gramos que tiene cada nutriente: proteína, grasas, carbohidratos, vitaminas y minerales. En este caso señalado en la tabla, nos dice que aporta 25 gramos de proteína por porción.

12. Porcentajes de Valor Diario (VD)

El valor diario es la ingesta diaria recomendada de un nutriente para mantener una alimentación saludable.

El **% VD** puede ayudarlo a determinar si un alimento es alto o bajo en un nutriente: 5% o menos es bajo, 20% o más es alto.

Otro dato para tener en cuenta es que al comparar la cantidad de fibra en los alimentos, recuerde que: **5% VD** o menos es bajo en fibra, y **20% VD** o más es alto en fibra (46).

En este caso tenemos **27 %VD** en fibra dietaria, lo que significa que este alimento es alto en fibra.

Capítulo 8

Las "mil y una dietas"

Si vas a fondo de toda dieta que existe y existió en el mundo, te darás cuenta de que todas tienen una base fundamentada: la reducción o aumento de calorías, es todo.

Cuando se quiere bajar de peso se restringen algunas calorías, cuando se quiere subir se incrementan dichas calorías, pero ojo al detalle del <u>origen de esas calorías</u>, que sean de excelente calidad como una buena proteína como los huevos, una buena fuente de grasas como el aguacate y unos buenos carbohidratos como las papas, las pastas o el arroz.

El detalle de muchas dietas radica en que se toman las cosas de forma muy radical y agresiva para el cuerpo, que ponen en desequilibrio tu metabolismo, y sin un metabolismo funcionando correctamente, será sin duda, un pase seguro al desastre.

Ser obsesionado con una dieta es la raíz de donde surgen los problemas. Lo radical en el cuerpo nunca va ser saludable. Por qué mejor no aplicar un plan nutricional, que no produzca un efecto rebote, que pueda convertirse en tu estilo de vida y no en una cárcel alimentaria, un plan "sabroso" con una alimentación correcta y balanceada, sin preocuparse de pesar, contar calorías o actos tortuosos similares.

Mi experiencia y miles de testimonios me han confirmado que ese tipo de dietas que "pegas con un imán en tu refrigerador", y que te dicen estrictamente que debes comer el lunes, el martes, el miércoles y el resto de días, NO son para nada prácticas y el 99% de las personas terminan dejándolas a un lado, porque no se pueden convertir en su estilo de vida, no encajan y no compaginan con tus sentimientos alimentarios. Ese estilo de vida no lo profeso yo, soy más práctico a la hora de alimentarme, y desde ahora, tú también lograrás alimentarte balanceado y sin dejar la mayoría de cosas que te gustan.

Con el pasar del tiempo, han llegado miles de personas que han realizado dietas muy raras, peligrosas, estrictas y una que otra que, de solo pensar en ella, me genera escalofríos. Esas que simplemente leyeron de un artículo en internet o un amigo les recomendó, o la vecina la hizo y se la aconsejó. De algunas de ellas les hablaré.

Respeto a todos los colegas, médicos, preparadores o autores y, de igual manera, respeto su trabajo y sus años de investigación de sus métodos o dietas, por onde, daré mi punto de vista frente a cada una de ellas, según mi percepción e investigación al respecto sin ánimo de ofender o entrar en polémica.

Aunque parezca mentira, muchas de ellas sí existen y muchas personas las han ensayado, tratando de conseguir en tiempo récord una impresionante reducción de medidas y por qué no, del peso (ya saben que no soy tan amigo de las básculas), les menciono las siguientes dietas, *¿preparados?...*

1. La dieta de solo agua o "acuática"

Esta dieta, como su nombre lo indica, se basa fundamentalmente en "comer" agua, y te asegura que bajarás de peso en solo 7 días. En resumen, sería:

Lunes:

-Desayuno, almuerzo y cena tomar una gran cantidad de agua repartida en las tres comidas. Se habla de 6 litros de agua.

Martes:

-Desayuno y cena: 5 litros de agua y en el almuerzo otro litro de agua acompañado de un carbohidrato que puede ser arroz.

Miércoles:

-Desayuno: se realiza una ingesta de alguna fruta.

-Almuerzo y cena: se habla de consumir unos 6 litros de agua.

Jueves:

-Desayuno y cena: 6 litros de agua.

-Almuerzo: se realiza una ingesta de alguna fruta.

Viernes:

-Desayuno y cena: se debe realizar una ingesta de aproximadamente unos 18 litros de agua.

-Almuerzo: se realiza una ingesta de algún carbohidrato.

Sábado:

Se debería beber durante todo el día un aproximado de 20 litros de agua. Será el único alimento que probarás a lo largo del día.

Domingo:

¡No se debe consumir absolutamente NADA!

Cómo ves es una dieta muy agresiva y radical, aparte es demasiado baja en carbohidratos y nula en proteína y grasas. En capítulos anteriores te expliqué la importancia de estos tres macronutrientes vitales: proteínas, carbohidratos y grasas, y todos ellos deben ser consumidos de manera balanceada. También el agua es vital, pero dejar al lado los otros macronutrientes ¡NO será saludable!

Conocí a alguien que llegó a perder 8 kilos en esa semana "acuática", 8 kilos de los cuales recuperó 10 kilos (subió 2 de más) por el efecto rebote, al poco tiempo de haber dejado de realizar este tipo de dieta.

Es lógico que este tipo de restricción muy grande de macronutrientes afecte de forma negativa al cuerpo, este tipo de métodos no los comparto ni los aplaudo. Realmente puedes llegar a bajar, pero *¿a qué precio? ¿De verdad quieres arriesgarte?*

2. La dieta cetogénica

También llamada **keto** (por "ketogenic" en inglés), esta dieta se basa principalmente, en tener una alimentación reducida en proteína, muy baja en carbohidratos y muy rica en grasas saludables. Sí, la idea es que el cuerpo utilice las grasas como fuente de energía y no los carbohidratos (recuerda que ellos nos proporcionan el ATP o la energía de nuestro cuerpo).

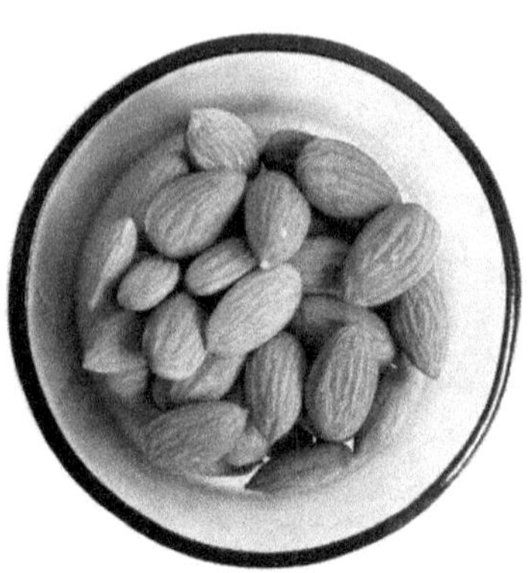

Este tipo de dieta apareció o se hizo popular en los años 70.

Básicamente, se trata de una alimentación rica en grasas, baja en proteínas y muy reducida en carbohidratos.

En resumen, se debería consumir un 5% de carbohidratos, 15% a 20% de proteínas y un 75% a 80% de grasas esenciales saludables. Cuando realizas esto por un tiempo, tu cuerpo entra en lo que se llama *cetosis.* Recuerda que mientras menos carbohidratos consumas es mejor.

En otras palabras, te pongo un ejemplo de un almuerzo *Keto:*

Consumir aproximadamente 0,5 x cada kilo de tu peso. Ejemplo: si peso 60 kg, sería: 0,5 x 60 = 30 gramos de carbohidratos/día o menos. Se puede consumir arroz, papa, pasta o en forma de algunas verduras o vegetales de hojas verdes (lechuga, repollo, espinaca, etc.), tallos (espárragos, apio, cardo) o frutos (tomate, pepino, etc.). Sí, ellos tienen carbohidratos en cantidades muy pequeñas, pero estaría perfecto los incluyeras, ya que puedes comer más sin miedo a pasarte. Te pongo unos ejemplos:

Dos tallos medianos de apio tienen aproximadamente 2,5 gramos de carbohidratos. Y aparte, esto sin descontarle la fibra, es decir, tiene menos cantidad. Con esto quiero decir, que a pesar de que esta dieta es muy baja en carbohidratos y pensarás que quedarás con hambre, incluir dentro de los alimentos unos ricos vegetales te harán sentir mucho más lleno y saciado.

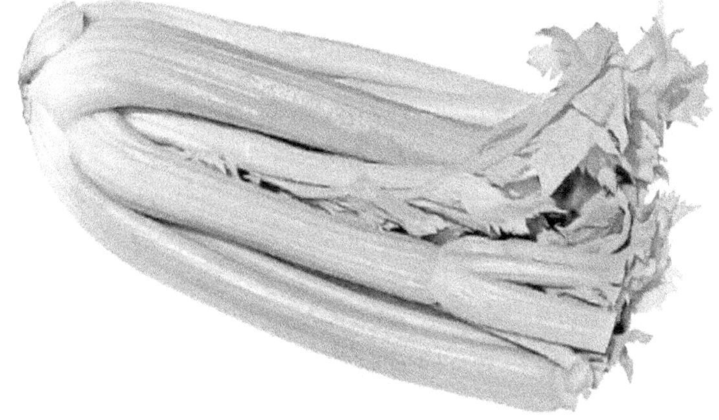

O tal vez, te gustaría comer espinacas, estaríamos hablando que necesitarías aproximadamente 1 kilo y medio para llegar a unos 20 g de carbohidratos. *Demasiado, ¿no? No te dé miedo consumir vegetales.*

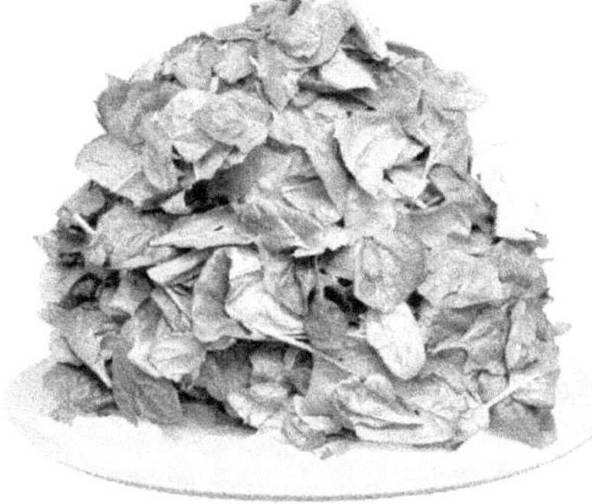

Hay dietas cetogénicas con un poco más de carbohidratos por día, pero para hacerla más efectiva, sugieren reducir al mínimo los carbohidratos.

Para tener en cuenta

Esta dieta ha tenido efectos positivos en personas con epilepsia, incluidos niños, quienes tuvieron, en la gran mayoría, una reducción de la enfermedad y beneficios para reducir la aparición del cáncer o reducir su crecimiento. Recuerda que las células cancerígenas se alimentan mayormente de glucosa (azúcar), es su comida favorita, y también hay estudios que confirman la mejoría y reducción del Alzheimer, teniendo una dieta rica en grasas saludables (grasa contenida en pescados azules, frutos secos, entre otros) (47-48-49-50-51).

Ahora bien, la buena noticia es que esta dieta sí es segura de hacer, pero ojo, según mi punto de vista y luego de una profunda investigación, no debe hacerse por un largo período si tu objetivo principal es ganar masa muscular de gran calidad y volumen, ya que se restringen las proteínas en gran medida.

Anotaciones

- **Pescados azules**

Sardina, salmonete, atún, salmón, trucha, bonito, pez espada, rodaballo, caballa, anchoa o boquerón, palometa, anguila, arenque, carpa, jurel, angula, cazón, chicharro, lamprea.

- **¿Cómo saber si estoy en cetosis?**

Bueno, muy posiblemente aparezcan este tipo de síntomas, ya que el cuerpo está "quemando" más grasas de lo normal, entonces se produce:

- Aliento Keto: tu aliento cambiará un poco, que tiende a ser como un olor a "removedor de esmalte de uñas".

- Tus idas al baño serán más frecuentes: ya que aumentará la orina. Tal vez, tendrás que pararte en la madrugada o si estás en la oficina tendrás que suspender tus labores para atender este "llamado de la vejiga".

- Tu energía aumentará un poco.

- El hambre será menor.

- Resequedad en la boca.

- Tendrás sed constantemente.

• Ojo, no confundir una afección llamada: *cetoacidosis diabética*, que afecta en el mayor de los casos a diabéticos tipo 1 y en menor proporción a tipo 2, en la cual la sangre se vuelve ácida de tanta acumulación de glucosa (azúcar en la sangre producida por exceso de carbohidratos), esto se produce porque no hay suficiente insulina (ella se encarga de bajar esa glucosa o azúcar en la sangre y llevarla a niveles seguros para tu cuerpo). No hay insulina, la glucosa se acumula peligrosamente en sangre y el cuerpo descompone la grasa a mayor velocidad para utilizarla como energía, ya que no está disponible la glucosa, llevando a niveles que acabarían con tu vida.

Con este tipo de dieta, a corto plazo sí puedes entrar en una cetosis segura, lo que llamo cetosis nutricional, la cual no es peligrosa, ya que no produce la acidez mortal de la cetoacidosis.

3. La dieta del agua de mar

Dieta que se ha usado durante muchos años, y actualmente se ha puesto muy de moda, tanto que he visto muchos videos en YouTube, en los cuales la gente llega al mar con su vaso a tomarla o llevan tanques para llevarla a casa y usarla durante toda la semana. Se han escrito libros, artículos y demás cosas en las cuales se promueven los beneficios del agua de mar, para ser incluida en nuestra alimentación diaria. Esta dieta me hace recordar la película "Náufrago" con Tom Hanks.

La dieta afirma que: "todas las dietas fracasan porque sencillamente no consideran que el 70% del ser humano es el equivalente a agua de mar isotónica". Aunque no parezca, esta dieta o el uso de agua de mar como medicina o suplemento se ha usado por más de un siglo. Uno de los pioneros de esto fue el biólogo y fisiólogo francés *René Quinton,* considerado como el *padre de la terapia marina,* quien lo usaba para tratar diferentes enfermedades de esa época como: fiebre tifoidea, cirrosis hepática, sífilis, infecciones en la piel, atrofias, entre otras (52).

Muchos artículos en internet, libros e industrias dedicadas al tratamiento y envasado de esta agua, afirman que puede alimentar a una persona sin problema alguno.

Cada día, vemos más personas siguiendo esta moda de tomar agua de mar, muchos la toman directamente de sus playas, otros simplemente las compran envasadas y tratadas. Sea cual sea su origen, hay que ser conscientes de que puede traer algunos beneficios a nuestro cuerpo, pero también saber que un solo alimento o producto no será la panacea para curarnos o adelgazarnos de por vida, solo una alimentación balanceada y correcta nos asegura este éxito.

¿La recomiendo? No. Tal vez con estudios científicos más aterrizados sobre el agua de mar y sus beneficios, podríamos tener un mayor panorama de sus cualidades para el ser humano. He visto beneficios y es donde se podría utilizar para algunos problemas de la piel, como heridas o infecciones leves. Bañarse en agua de mar es maravilloso para la piel.

4. La dieta corset

No es propiamente una dieta, pero se ha usado supuestamente para "bajar de peso". Desde la época victoriana hasta la fecha vemos a mujeres colocarse este tipo de prendas, que aseguran, a capa y espada, que pueden hacer que adelgaces de manera fácil y segura. Esta dieta se puso muy de moda durante muchos años y actualmente, por celebridades 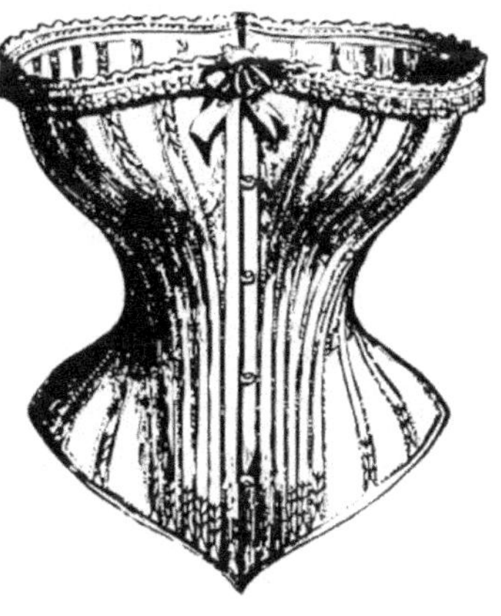 estadounidenses como "las Kardashian", obsesionadas con la belleza o por algunas series de TV.

Daré mi punto de vista: estos corset, corsé o fajas reductoras como se llaman en la actualidad, me parecen una práctica NO saludable para nuestro organismo y más si es por caprichos estéticos.

Mantener al cuerpo "fajado", conlleva tener los órganos sometidos a una presión constante que podría darte problemas como reflujo, náuseas y una respiración deficiente sobre todo al realizar alguna actividad física.

Esto es una práctica sin ningún soporte científico y sin un sentido lógico que pueda afirmar que al colocártela, te asegurará bajar tu grasa. La grasa no se desplazará hacia otra parte del cuerpo o se eliminarán tus reservas de grasas en esa zona.

En un capítulo siguiente hablaré más sobre este tema.

5. La dieta Paleo

Llegamos a una dieta que se ha puesto muy de moda, pero realmente, viene de época de los *70* cuando el gastroenterólogo *Walter L. Voegtlin* fue uno de los primeros en sugerir este tipo de dieta. Luego varios autores publicaron libros con base en este descubrimiento. Después, y con el pasar del tiempo, vinieron más autores a 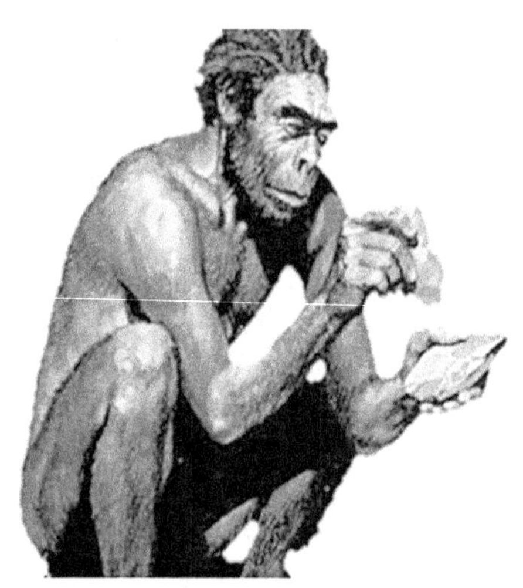 "afinar" o publicar sobre esta nueva forma de alimentarse.

También es llamada "paleodieta", "dieta Paleolítica", "dieta de la Edad de Piedra" y "dieta del cazador-recolector", por si te topas en las redes sociales con algunos de estos nombres, ya sabes que es la misma dieta Paleo.

Esta dieta se basa, principalmente, en consumir alimentos similares a los que se consumían en la era Paleolítica o Edad de Piedra. En esa era, nuestros antepasados vivían cazando y recolectando para su alimentación.

Básicamente, en este tipo de dietas predominan las carnes, mariscos, huevos, pescados, frutas y vegetales (de temporada), frutos secos, raíces y semillas, es decir, alimentos que se podían adquirir por medio de la recolección y la caza. Esta dieta limita o prohíbe alimentos que ya empezaron a surgir cuando apareció la agricultura (hace aproximadamente 10.000 años atrás) como los granos, legumbres, productos lácteos, sal, azúcares refinados y aceites procesados.

En mi opinión, muchas dietas similares que aparecen en internet como Paleo o recetas Paleo no lo son, pienso que están "contaminadas" con productos que incluyen ingredientes que no hacen parte de este tipo de alimentación como, por ejemplo: la sal (marina, común o Himalaya), endulzantes como el azúcar común, morena, la harina de almendras, como también mantequilla clarificada (Ghee) y yogur griego. Todo esto no hace parte de la esencia de una dieta Paleo, lo cual, en mi opinión desvía mucho del ideal principal (53-54).

Si analizamos un poco este tipo de dieta, veremos que tiene la base de una alimentación casi que normal de un día a día de los amantes a las carnes; diciendo esto, pienso que limitar los productos que nos suministra la agricultura como los fríjoles, lentejas, garbanzos y demás granos, así como los quesos o productos derivados lácteos no me parece viable y PRÁCTICO a la hora de alimentarnos, nos reduce las posibilidades de buscar una alimentación variada, llena de opciones saludables y de muchos beneficios que nos brinda la agricultura.

No me gusta prohibir nada, solo los oriento para que sepan qué comer en el momento correcto. Tener un plan sencillo, sin prohibiciones, será más fácil de convertir en tu estilo de vida que uno radical y extremista.

6. La dieta vegetariana

Sé que al hablar de este tipo de dieta, te vendrá a la cabeza que solo será *"comer ensaladitas y ya"*, y esta frase popular no es del todo cierta. Si hablamos de dieta vegetariana, existen varias clases que, dependiendo de qué te alimentes, así será su clasificación, a saber:

Los tipos o clases de vegetarianos:

- **Vegano:** es el vegetariano radical, que no consume ningún producto de origen animal, incluyendo sus derivados como: leche, queso, miel, huevos, etc. Hablaré más delante de este tipo de dieta.

- **Ovolactovegetariano:** a este tipo pertenecen todas las personas vegetarianas que sí consumen huevos y productos lácteos, pero se niegan a consumir carnes y pescado.

- **Ovovegetariano:** son todas las personas que no consumen lácteos, carnes ni pescados, pero sí aceptan el huevo dentro de su alimentación vegetariana.

- **Lactovegetariano:** no consumen carnes, huevos o pescados, pero sí productos lácteos como quesos y leche.

- **Apivegetarianos:** son los vegetarianos que aprueban el consumo de miel, solo con incluir el prefijo API al inicio de su clasificación y listo, ejemplo: APIovovegetariano, APIlactovegetariano.

- **Crudivegano:** son las personas que no consumen absolutamente nada de origen animal y toda su alimentación debe ser cruda.

- **Flexitariano:** es un vegetariano flexible que su mayor parte de la dieta es de forma vegana, pero consumen porciones pequeñas y esporádicas de carnes, pescados, huevos, etc.

- **Pescetariano:** persona que se caracteriza por no consumir ninguna clase de carnes, pollo o huevos de animales terrestres, pero sí pescados u otros animales de origen marino.

- **Crudívoro vegetariano:** es aquel que todo lo come crudo, en su estado natural. Esta persona no cocina los alimentos con el fin de no perder sus propiedades al someterlos al calor. También pueden existir crudívoros de los anteriores citados, como, por ejemplo: ovovegetariano crudívoro: todos los vegetales crudos, incluyendo consumir los huevos crudos.

Y la lista sigue… cómo ves, hay muchas variaciones para considerarse vegetariano. Cada persona, se puede adaptar a como se sienta mejor a la hora de realizar este tipo de dietas.

Puede parecer un poco ilógico no recomendar este tipo de dietas, pero siento que alimentarse de esta forma, que se torna bipolar en muchos casos, puede llegar a complicar tu día a día. Siempre soy partidario de lo simple, lo fluido y fácil de llevar, algo que puedas hacer en tu casa o del otro lado del mundo, sin complicaciones. Respeto este tipo de dietas, sé que muchas personas la siguen y aplaudo su gran esfuerzo por luchar día a día por mantenerse vegetarianos en un mundo tan carnívoro. Si te funciona y eres feliz con este tipo de dietas, no soy nadie para juzgar o señalar, pero no comparto esta ideología alimentaria. Busca la simplicidad.

7. La dieta del vinagre de manzana

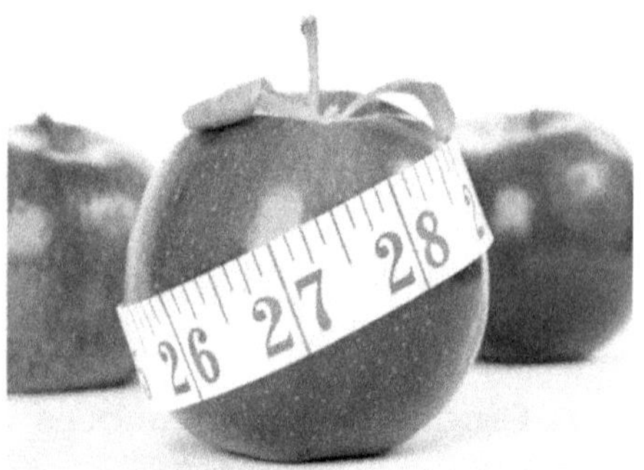

Este tipo de dieta del vinagre de manzana es relativamente nueva y puesta de moda hace solo un par de años atrás. Pero, si hablamos de la original dieta del vinagre fácilmente nos podemos remontar al siglo XIX, es decir, no es nada nuevo y estamos "reciclando dietas".

Este "nuevo vinagre" fue "lanzado al estrellato" por algunas celebridades del mundo *fitness* y por actrices de Hollywood.

Esta dieta, actualmente continúa con mucha fuerza, promulgándose como la dieta milagrosa que te hará bajar *"unos kilos de más"* sólo por consumir esta *"poción mágica traída de Vinagrelandia"*.

La realidad no es así, estamos mezclando mentiras con verdades y eso lo más dañino que puedes hacer a la hora de transmitir una información. No podemos pensar que solamente este *"líquido agrio"* nos ayudará de manera instantánea a reducir medidas, no podemos coronarlo como la panacea de la reducción de tallas.

¿Qué es el vinagre de manzana en realidad?

Esta clase de vinagre y de los otros que existen como el vinagre blanco, no son más que: *"una sustancia que puede disolverse en agua, con sabor y olor agrio"* (no lo digo yo, lo dice Google).

¿Cómo se debe tomar el vinagre de manzana?

Muchos "gurús" del mercado *fitness,* sugieren diferentes formas, te menciono todas: 1 cucharada en ayunas o disuelta en un vaso de agua, o también 1 cucharada 30 minutos antes de las comidas principales o disuelta en agua o una copa pequeña antes de cada comida.

¿Por qué la gente afirma que puede "bajar de peso" con el vinagre?

Si bien, el vinagre puede ayudarnos escasamente a bajar algunos "kilos", no es por sus propiedades "mágicas de quemar la grasa", ¡NO! Su explicación tiene otra lógica, acá te explico el enigma de este producto.

El vinagre de manzana o cualquier vinagre es una sustancia que tiene un porcentaje considerable de <u>ácido acético</u>, el cual es considerado como <u>ácido graso</u>, entonces como es una **"grasa o aceite"**, <u>hace que nuestra digestión de los alimentos se haga un poco más lenta y nuestra saciedad dure un poco más de lo normal</u>.

No creas que esta saciedad es por un largo tiempo, no es tanto como crees, además eso depende mucho de lo acelerado que tengas el metabolismo.

Ahora no vayas a pensar que sí tomas una copa de vinagre diariamente, tu cuerpo quedará protegido para engordar, la respuesta será un rotundo y hermoso ¡NO! No creas que por tomarlo quedarás "vacunado" contra la obesidad, tanto que después de tomar el traguito de vinagre le darás al cuerpo "cantidades industriales" de helados, dulces, frutas y arroz y nada pasará. No creas esta mentira.

No te dejes engañar por publicidades baratas en redes, es ilógico pensar que solo con tomar vinagre vas a bajar de la noche a la mañana. Preocúpate por mejorar tu alimentación y verás cómo fluye todo en ti, sin necesidad de martirios alimentarios.

En conclusión, ingerir esta bebida no es algo necesario y obligatorio para adelgazar. Mejor úsalo para realizar una rica vinagreta o aderezo para tus ensaladas o para limpiar la cocina o el acero inoxidable.

8. La dieta del algodón

Ya me imagino la cara que pusiste al leer este título tan extraño, no pienses que es el algodón de dulce que venden en las ferias y parques, es el algodón común que utilizas para curar o limpiar una herida. Sí, existe esta dieta y sí hay personas que, peligrosamente, aún la realizan o la realizaron.

Conocí a una mujer que hizo esta dieta por 2 semanas, realmente lucía con una coloración extraña y su apariencia en general, no se veía tan saludable, ahí conocí esta dieta. Luego investigando un poco me di cuenta de que es más común de lo que pensamos.

Hace un par de años, muchas modelos de alta costura de contextura muy delgada, que les exigían estar siempre en tallas mínimas o "huesudas", querían mantenerse o simplemente bajar de manera agresiva, porque tenían compromisos de fotos o pasarelas, las cuales aplicaban esta técnica muy peligrosa y estúpida (leíste bien esa grosería, la dije con ira) para cumplir sus objetivos.

Hay un capítulo de una serie estadounidense de la cadena FOX, que se llama *"Scream Queens"* (puedes buscarlo en *YouTube*), en el cual un grupo de chicas aparecen ingiriendo bolas de algodón (muy mal ejemplo para niños y jóvenes). Básicamente la dieta trataba de ingerir o comer bolas de algodón antes de cada comida para poder llenarse más rápido, y la otra más extrema era realizar una sustitución total de los alimentos por estas bolas de algodón bañadas con algún zumo o refresco de frutas. Esto con el objetivo de quedar "satisfechas y llenas" sin necesidad de consumir altas cantidades de alimentos.

¿Crees que es saludable? Pues no, esto puede llevar a problemas tan serios como obstrucción en los intestinos, infecciones, desnutrición, una altísima descompensación de tu cuerpo y la muerte.

9. La dieta de las reinas

Menciono esta dieta porque crecí escuchándola en mi familia, a vecinas y conocidos. Siempre tomaba más fuerza cuando estábamos en pleno reinado de belleza. Básicamente dicen que es una dieta basada en atún y piña, nada más que eso. En parte tiene algo de lógica porque el atún es una proteína y pues la piña es un carbohidrato con algo de fibra. Pero, *¿podrías soportar alimentarte todos los días con esto al desayuno, almuerzo y la cena?* No se hace práctica y la verdad, me parece una dieta incompleta ya que nos haría falta los vegetales y más grasas saludables.

10. La dieta Fletcher

Esta dieta se hizo muy popular en el siglo XX y a la vez hizo millonario a su creador, *Horace Fletcher*, nacido en EE. UU., quien fue apodado: "El gran masticador".

La dieta consistía en masticar <u>muchísimas veces</u> un alimento por un tiempo, y a medida que ese alimento "soltara su jugo" se debía ir tragando poco a poco, con mucha calma y sin ninguna prisa.

Fletcher afirmaba que así se aprovechaban mejor los nutrientes, el sabor y se lograba una mejor absorción.

En mi opinión, es cierto que es importante masticar de manera correcta los alimentos, es una realidad, pero todo en exceso es malo, solo piensa las veces que te has quedado con un chicle o goma de mascar en tu boca por mucho tiempo, sientes dolor en la mandíbula, ahora imagínate realizar esto varias veces al día por toda tu vida. Por otro lado, muy posiblemente tendrás más problemas bucales asociados a tener por más tiempo un alimento en tu boca. Para finalizar, no es una dieta segura ya que tendrás problemas de nutrición y tu metabolismo no responderá correctamente a esto, puedo jurar que impactará negativamente tu organismo.

11. La dieta de la solitaria

La dieta de la lombriz solitaria, se puso muy de moda a comienzos de 1900 y fue el furor de su época por lo rápido que las personas "bajaban de peso", fue una dieta muy peligrosa y a su vez muy acogida por la sociedad.

Increíblemente, en la actualidad se han reportado casos de personas que practican este tipo de dieta. *¡No se te ocurra hacerlo!*

¿En qué consiste esta dieta?

Se trata de ingerir el huevo de la lombriz solitaria, tenia o taenia. Hace un siglo, se vendían píldoras con huevitos de la tenia.

Luego, dicho parásito vivirá y crecerá en tu intestino. Esta lombriz se comerá gran parte de tus alimentos y podrás adelgazar y "bajar esos kilos" de más. Después, al conseguir tu "peso y talla ideal", bastaba con expulsar este huésped de tu intestino, tomando un desparasitante para deshacerse de ella.

Suena bonito, ¿no? Pues ni se te ocurra pensar en ello, esto es lo más peligroso que puedes llegar a realizar, poniendo en riesgo tu salud y hasta tu vida.

Las tenias adultas, dentro de tu cuerpo pueden llegar a medir más de 25 metros y vivir tranquilamente hasta 30 años. Ellas pueden traer complicaciones para el organismo, desde nauseas, pérdida de apetito, diarrea y problemas más graves como bloqueo intestinal, alteraciones de las funciones de los órganos y deterioro del cerebro y el sistema nervioso pudiendo llegar hasta la muerte de la persona (55-56).

12. La dieta de la orina

Por ética y profesionalismo me reservo los nombres de las personas que practican este tipo de "métodos de adelgazamiento".

Como su nombre lo indica, es usar tu propia orina y tomar un vaso de ella en ayunas o a lo largo del día. Hay muchas variaciones de esta dieta. Hay casos en los cuales solamente toman la orina como "alimento" durante todo el día, incluso de lunes a viernes y el fin de semana optan por ingerir normalmente sus alimentos.

Por el contrario, hay quienes la toman para calmar la gastritis, para quitar el hambre, en tratamientos para bajar la fiebre, aliviar rasquiñas por picaduras de insectos o de medusa o incluso para blanquear la ropa.

La orinoterapia, puesta de moda por la medicina alternativa, afirma tener beneficios a nuestro cuerpo. Yo digo que NO. Hasta el momento no tenemos estudios científicos que nos ayuden a corroborar la efectividad de dicha orina.

Muchos dicen haberse curado o haber reducido dolores, malestares, etc., pero siento que si esto ha sucedido de verdad, fue por un efecto placebo.

Otros manifiestan haber "perdido peso", esto puede tener una explicación fisionómica: al ingerir la orina, pierdes apetito y si pierdes apetito no comes y al no comer simplemente "bajas de peso". Qué forma poco aséptica de adelgazar.

No se les olvide el efecto rebote o que el cuerpo "les pase factura", porque esto es claramente una práctica pobre y desbalanceada.

Por último, no dejo atrás que esta dieta tiene otra variación, que la orina aparte de usar la tuya, recomiendan utilizar la orina de una mujer embarazada o la de algunos animales como el camello. *Ya siento que esto se tornó más a magia negra que a otra cosa…*

¿La recomiendo? ¡NO!

13. La dieta de la bella durmiente

Una vez leí algunos artículos sobre ella, en los cuales manifestaban que hay celebridades de talla internacional que la utilizan como método para adelgazar.

Es muy sencilla para todos aquellos que les gusta la cama más que la comida, aunque bueno, creo que más de uno de tus amigos o incluso tú, inconscientemente, han realizado esta dieta, más si se encuentran en vacaciones.

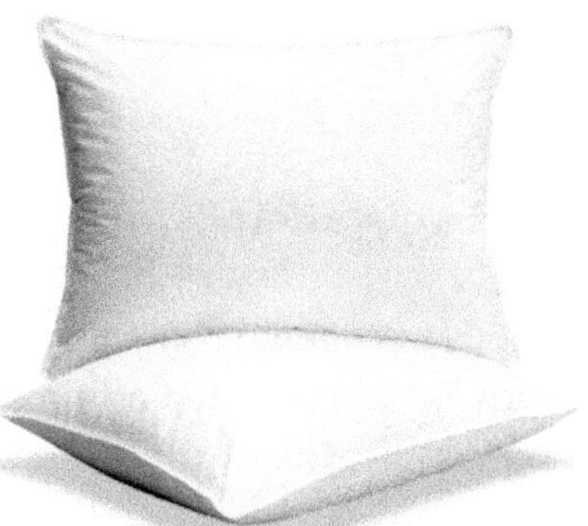

Se basaba principalmente en permanecer el mayor tiempo posible dormido para que así tu cuerpo no ingiera alimentos y al no ingerir alimentos "bajas de peso". Hay una variación a esta dieta que es consumir pastillas para dormir y así prolongar más el sueño.

¿La recomiendo? ¡NO!

Aunque dormir sea de las cosas más sabrosas del mundo, no podemos abusar y más para buscar adelgazar, solo por pereza o flojera. El chiste se cuenta solo.

14. La dieta Banting

William Banting dirigía una funeraria en el siglo XIX, este británico sufrió de problemas de sobrepeso durante muchos años de su vida, intentó miles de formas para adelgazar y bajar de peso, pero nunca consiguió lograrlo, hasta que su amigo *William Harvey*, un médico reconocido de la época, le sugirió realizar una dieta rica en proteínas y grasas y baja en carbohidratos, con algunas prohibiciones en los alimentos. Su reducción de tallas fue un éxito total, tanto lo fue que el mismo *Banting* publicó un panfleto en el cual explicaba todo su proceso exitoso de su dieta. Este panfleto o cartilla fue publicado en

1863 bajo el nombre: "Letter on Corpulence, Addressed to the Public" (57).

15. La dieta del olfato y el gusto

Puede explicarse como una dieta "psicológica" con el objetivo de engañar al cuerpo y a la mente para poder llegar a consumir menos calorías.

Básicamente se juega con dos sentidos: *el olfato y el gusto*.

De forma general, se debe consumir entre comidas algo sin olor o sabor, para lograr reducir el apetito, con lo cual se podrá llegar a ingerir menos alimentos de los que normalmente se comería una persona en las comidas principales (desayuno, almuerzo y cena).

Esencialmente se debía consumir algo de aceite que no tenga sabor fuerte (como aceite de oliva ligero) o agua con azúcar, una hora antes de cada comida o como merienda cuando se sintiera hambre.

Según esta dieta, el azúcar y el aceite no producen un sabor y olor fuertes, por lo que los hace precisos para no "despertar los deseos" de comer más de la cuenta, dándonos una pérdida de apetito o reduciéndolo al punto que, pasadas las horas, y procedamos a desayunar, almorzar o cenar, no tengamos "tanta hambre" y así ingerimos menos calorías de lo normal. Muchas veces el aceite puede tener olores que pueden dañar "el truco", se puede optar por aceites bajos en olores o taparse la nariz al ingerirlo.

Se dice que mientras mayor es el sabor de los alimentos, mayor será su adicción a ellos, entonces comer algo que no tenga sabor puede ayudar a reducir el deseo de seguir comiendo. Esto quiere decir que hay una relación entre el sabor y las calorías: mejor sabor, más se consume. Sólo piensa en un sabor intenso como un gran helado de tu sabor preferido, muchas veces te lo llegas a comer sin tener hambre, solo porque asocias la recompensa psicológica entre el sabor y el placer.

Personalmente no encuentro esta dieta muy práctica a la hora de ser utilizada, hay muchas personas que les ha funcionado y respeto eso, pero no comparto algunas ideas como utilizar métodos de engaño al organismo, el cuerpo no se deja engañar tan fácilmente, siempre buscará la forma de compensar y llegar a su homeostasis (equilibrio en su funcionamiento). Con el cuerpo no se pueden tomar atajos o engaños porque siempre saldremos mal librados de ellos. Utilizar azúcar no es una buena opción, es la que debemos reducir y acá no se está haciendo. Dado el caso que no se utilice el azúcar, *"llenarnos de aceite"* no es la mejor manera de hacer las cosas, puede darnos malestar estomacal si no estás acostumbrado, y comer alimentos desabridos (sin sabor), se nos convierte en algo poco divertido y sin placer que al final, y con toda seguridad, terminaremos desistiendo de dicha dieta. Por otro lado, y a mi parecer, este tipo de dietas son a corto plazo y no se podrían mantener como un estilo de vida, no es balanceada ni correcta para nuestro día a día. Es mi opinión.

16. La dieta del aire

Sus orígenes no están claros, pero sí es otra de las llamadas *"dietas psicológicas"*. El punto principal de esta dieta es imaginarse un plato que tiene los alimentos que más te gustan.

Ejemplo: un gran corte de carne de res (pero no hay nada en el plato, solo aire), entonces te concentras con el fin de ver cómo *"cortas las porciones"* para llevártelas a la boca y luego al llegar a ella, las masticas con el mismo gusto como si de verdad tuvieras ese gran trozo de carne jugosa.

Nadie sabe a ciencia cierta, dónde surgió esta dieta o de su autor, lo que sí es seguro es que este tipo de información peligrosa no debería estar circulando por ningún medio, puntualmente por redes sociales ya que niños y jóvenes que están iniciando su vida y a explorar el mundo, pueden caer en este tipo de engaños, lo que podría desatar un gran problema a su salud y a sus padres.

17. La dieta vegana

Proviene de una de las clases de dieta vegetariana, también puede llamarse como vegetarianismo puro. Una dieta de amores y odios, de seguidores y opositores, tema polémico hoy en día.

Pero, *¿qué es una dieta vegana?* Es una dieta que consiste en consumir única y exclusivamente productos o alimentos que NO sean de origen animal (principalmente por el amor y el respeto hacia ellos), es decir: no huevos porque viene de un animal, carne, pollo, mariscos, pescados, leche y miel.

Qué si se puede comer: lentejas, fríjoles, frutas, hortalizas, leche de almendras, leche de coco, garbanzos y granos en general, quinua, chía, almendras y la lista sigue.

Ahora sí, sin desviarnos un poco del tema, una persona sí puede llevar una dieta vegana, pero es un poco más complicado ya que la mayoría de vegetales no tienen el mismo valor biológico o "calidad" que las proteínas de origen animal. Si durante la semana se consumen de manera responsable proteínas de diferentes fuentes vegetales, podrían llegar a consumir todos los aminoácidos esenciales que necesita el cuerpo. Siempre es recomendable variar los vegetales, ingeridos durante la semana para asegurar que nuestro cuerpo reciba todos los nutrientes que necesita para su correcto funcionamiento.

Si me preguntas, *Alejo, ¿realmente seguirías una dieta vegana como tu estilo de vida?* Yo diría: NO. Para mí, y es mi punto de vista, el cuerpo está diseñado para recibir carne, pollo, pescado y muchos alimentos de origen animal, nuestro cuerpo está adaptado desde tiempos pasados a consumirlos. No entiendo porqué ser tan extremista, de pensar que no se puede llegar a tener una alimentación saludable y balanceada mezclando todo lo que tenemos disponible en la naturaleza. *¿Por qué privarnos de esa libertad alimentaria?*

Muchos defensores dicen que la dieta tiene una serie de beneficios para la salud. Sin embargo, los dietistas sostienen que la persona se arriesga a no consumir suficientes proteínas, vitaminas y nutrientes importantes.

Según un artículo publicado en *BBC Mundo*, por *Jesús Román*, presidente de la *Sociedad Española de Dietética y Ciencias de la Alimentación*, la vegana *"es una dieta complicada que si se decide adoptar, hay que hacerlo con los suficientes conocimientos"*.

"Al eliminar un grupo tan importante de alimentos como los de origen animal, hay una serie de nutrientes que son muy difíciles de alcanzar sólo con vegetales". Te menciono algunos:

Vitamina B-12

Es una de las vitaminas que los veganos pueden llegar a tener deficiencia. La vitamina B-12 es esencial para tener los glóbulos rojos sanos (en compañía del ácido fólico y el hierro), mejora la circulación, ayuda a mantener las neuronas sanas, contribuye a la elaboración del ADN (material genético presente en todas las células) y puede ayudar a prevenir la anemia y por ende esa sensación de cansancio y debilidad.

El problema para los veganos es que esta vitamina **sólo se encuentra en los productos de origen animal**. Para que un vegano pueda sobrevivir largo tiempo, debe ingerir pastillas o suplementos con esta vitamina o alimentos enriquecidos con ella, ya que la carencia de vitamina B-12 tarda en manifestarse, incluso años. La **NIH** (*Instituto Nacional de la Salud de los Estados Unidos*), afirma que: *"la deficiencia de vitamina B12 causa cansancio, debilidad, constipación, pérdida del apetito, pérdida de peso y anemia megaloblástica (glóbulos rojos muy grandes y malformados). Además, es posible que se manifiesten problemas neurológicos, como entumecimiento y hormigueo en las manos y los pies. Otros síntomas de la deficiencia de vitamina B12 incluyen problemas de equilibrio, depresión, confusión, demencia, mala memoria, e inflamación de la boca o la lengua. La deficiencia de vitamina B12 puede causar daños en el sistema nervioso, incluso en personas que no padecen anemia. Por este motivo, es importante tratar una deficiencia lo antes posible"*.

En los bebés, los signos de una deficiencia de vitamina B12 incluyen retraso del crecimiento, problemas del movimiento, retrasos en alcanzar los hitos típicos del desarrollo (proceso del crecimiento), y anemia megaloblástica" (58).

Doy un ejemplo de 100 gramos de carne de res magra y 100 gramos de lentejas cocidas, esto equivale a una porción pequeña servida en un almuerzo:

Alimento	Vitamina B12 (mcg)
Carne de res	2,6
Lentejas	0

Con solo consumir esta pequeña porción de carne, ya tienes asegurada tu ingesta de vitamina B12 necesaria. Según la tabla de la **NIH (Instituto Nacional de la Salud de los Estados Unidos),** un adulto promedio debería consumir 2,4 microgramos (mcg) al día.

Nota: no recomiendo alimentar a bebés con dietas veganas o vegetarianas radicales.

Proteínas

La proteína ayuda a construir y a mantener los músculos, los órganos, la piel y los huesos sanos.

Si estás en el gimnasio o simplemente necesitas mantener tu masa magra nutrida, el consumo de proteínas de calidad y alto valor biológico es vital.

La calidad de una proteína está dada en su mayor parte por su contenido de aminoácidos esenciales, ya que esos aminoácidos no los puede producir el cuerpo (los no esenciales sí los produce a partir de los alimentos que comemos). La proteína de origen animal posee un valor biológico superior a una vegetal, lamentablemente en una alimentación pura de vegetales no podemos encontrar una calidad igual o superior que alimentarnos con productos como la res, el pollo, el pescado, productos lácteos, el huevo, los mariscos, etc.

Por otro lado, no podrás conseguir de los vegetales una proteína pura, es decir sin presencia de carbohidratos, lo que yo llamo una *"proteína contaminada"*, lo que NO pasa con las proteínas de origen animal, que vienen sin carbohidratos como el pollo, la res, el huevo, etc., en comparación del fríjol, las lentejas, los garbanzos, etc. Esto conlleva tener una alimentación pobre en proteínas y alta en carbohidratos (ya hablamos de lo perjudicial de consumir excesos de ellos).

Si sólo se consumen vegetales, hay que consumir una variedad de determinados productos como frutos secos, semillas, productos de soja, legumbres, lentejas y granos enteros para obtener suficiente proteína, pero ojo, muy posiblemente hayas consumido un exceso de carbohidratos al finalizar el día.

Hagamos un ejercicio sencillo, tomemos dos alimentos: **una porción de carne de res magra y una porción de lentejas.**

Por un lado, tenemos 100 gramos de carne de res y 100 gramos de lentejas cocidas.

Entonces, tenemos: (59)

Alimento	Proteína (g)	Carbohidratos (g)
CARNE DE RES	26	0
LENTEJAS	9	20

Si observas la tabla encontramos una *"proteína contaminada"* en las lentejas, cosa que no pasa con las proteínas de origen animal. Con esto quiero decir que si necesitas controlar los carbohidratos y mejorar tu ingesta de proteínas, en una dieta vegana no será tan fácil como cuando consumes carnes, pollo, pescados, huevos y demás.

Tal vez me dirás, *"bueno, yo complemento mi nutrición vegana con batidos de proteína de origen vegetal, como, por ejemplo, provenientes de la soya, de la alverja, etc."*. Muy bien, déjame decirte que estos suplementos de proteína vegetal tienen menos valor biológico que uno de origen animal, aparte su absorción y asimilación no será tan efectiva, por ende no tendrás todos los aminoácidos que necesitas para tu cuerpo ni en la misma cantidad.

En un batido de proteína animal encontrarás todos los 20 aminoácidos necesarios para el buen funcionamiento de tu metabolismo, por el contrario, en una vegetal no será así. Con esto quiero decir que tu cuerpo no va a recibir completamente la alimentación que necesita, o sea, no vas a quedar "bien nutrido" (por llamarlo en una forma fácil de entender), tendrías, repito, que combinarlas a lo largo del día o la semana para obtenerlos todos.

Vitamina A

Es importante conocer a fondo más sobre esta vitamina, que según de donde venga así será la calidad. Comencemos diciendo que la vitamina A en su forma activa (preformada) sólo procede exclusivamente del reino animal, dicha vitamina NO existe en el reino vegetal. Solo encontramos en el reino vegetal la llamada **Provitamina A,** que es una forma inactiva (yo la llamo dormida) de esta vitamina que también se conoce como carotenoides (hay mas de 500) siendo el beta-caroteno el más popular. Esta "casi-vitamina dormida", sólo se puede "despertar" (que se convierta en su forma activa) al llegar al intestino donde se transforma en vitamina A, para luego sí, proceder a su absorción y utilización.

¿Bueno y cuál es el problema aquí? Básicamente dos:

1. Biodisponibilidad: la provitamina A es más lenta para ser absorbida y menos eficiente, ya que debe tener un paso extra para que pueda convertirse en algo útil en nuestro cuerpo.

2. Producción: se necesita mayor cantidad de provitamina A (carotenos) para producir vitamina A, se habla de una relación 6 a 1, es decir, por cada 6 microgramos de provitamina A el cuerpo sólo produce 1 microgramo de vitamina A, por ende, se debe consumir mayor cantidad de carotenos a fin de lograr el nivel de vitamina A necesario en nuestro organismo.

Actualmente existen alimentos fortificados con esta vitamina, pero siempre es mejor consumirla de manera natural.

Recuerda que una falta de esta vitamina puede ocasionar la ceguera nocturna (no vemos bien de noche), puede manifestarse una sequedad en el ojo con problemas en la córnea (xeroftalmia), piel seca y escamosa (hiperqueratosis), y la lista sigue.

Según la *Unicef,* la deficiencia de vitamina A es *"la causa principal de ceguera infantil prevenible".*

Por último, respetar este tipo de dieta no quiere decir que esté a favor, porque sencillamente defiendo las proteínas de origen animal. Para mí, se hacen muy necesarias en nuestra alimentación. Algunos "gurús" dirán que no, bueno, tendrán sus razones veganas, pero para mí son dietas que no aplaudo ni aplaudiré.

En el capítulo 8 punto 8, profundizo más sobre este tema.

Capítulo 9

Los 8 engaños publicitarios más descarados

Creo que este capítulo será un poco fuerte para ti ya que muy posiblemente te identificarás con muchas cosas que mencionaré, y sentirás un poco de tristeza y decepción, mientras yo reiré *malvadamente al estilo de una película de terror de Hollywood*… es broma. Sólo quiero que seas consciente de que muchas veces lo que muestran, <u>no siempre es verdad</u>.

Te sentirás tan decepcionado, como cuando en la película *Titanic*, *Rose* no pudo montar a *Jack* en la tabla para que se salvara, bueno, algo así. Empecemos:

1. La leche deslactosada

Lo siento mi querido lector por decepcionarte con la leche de vaca "deslactosada". Desde hace un par de años que apareció, nos la han vendido como "saludable" y *fitness*, pero esto es **falso**.

Antes de dar la diferencia entre una leche normal o tradicional versus la leche deslactosada, te explico algo:

En nuestro cuerpo producimos una enzima que se encarga de descomponer, durante la digestión, la leche que entra a nuestro organismo, dicha enzima se llama **lactasa**.

Te preguntarás, *¿por qué al tomar leche entera me cae mal?* Muchos de los que sufrimos de intolerancia a la lactosa hemos experimentado gases, hinchazón, diarrea y otras molestias, esto ocurre porque muchos de nosotros no nacemos o con el tiempo perdemos esa enzima lactasa, y como no la tenemos no podemos digerir o descomponer la leche en nuestro organismo, por eso aparece el malestar al consumirla.

Entonces, *¿por qué la leche deslactosada no me cae mal?* La solución de las industrias lecheras ante este problema fue algo muy fácil e ingenioso: como no puedes producir esta enzima, <u>la industria se la adicionó a esa leche</u> y, *¡pummm!*, listo, no te cae mal porque ya lleva en su fórmula la lactasa que necesitas para poder digerir esa leche que consumes. Es decir, es la misma leche entera o tradicional con la única diferencia que le adicionan la enzima lactasa y listo, eso sí, manteniendo la misma cantidad de azúcar. Esto de *fitness* no tiene nada.

Si no me crees, ve a un supermercado o a tu nevera y mira los ingredientes de esa leche y te darás cuenta de que dice en alguna parte: *"enzima lactasa"*.

Si eliminas por completo la lactosa (azúcar propia de la leche) de este alimento, te quedará un agua medio turbia con sabor a nada y eso no lo compraría absolutamente nadie; si realmente la eliminaran, deberían sí o sí endulzarla con cualquier otra cosa como la azúcar refinada, y eso, mi querido lector, sería *"peor la cura que la enfermedad"*.

Muchas personas experimentan malestar con este tipo de leche y manifiestan que no *"les funciona la deslactosada"*. Ojo, posiblemente ese no sea el problema, sino que eres alérgico a la proteína de la leche. Consulta a un médico. Este tipo de alergia es más frecuente en lactantes y niños pequeños (60).

En el mundo el 75% de las personas son intolerantes a la lactosa, en Colombia 6 de cada 10 padecen de este problema. Yo estoy incluido en ese "6".

Entonces, mi querido lector, no creas que por tomar leche deslactosada estás consumiendo algo que te ayudará a "bajar de peso", no es así, no te dejes engañar.

2. El vinagre de manzana

En el capítulo anterior expliqué al detalle el porqué nos han venido engañando con esta publicad barata, no quiero herir más su corazón por hablar de esto. Quise mencionarlo nuevamente para que seas consciente de la forma como publicitan esta "panacea" que "elimina el problema de la obesidad" y esto no es así. No te dejes engañar, la clave siempre será una alimentación como la que propongo en **EL PLAN BENDECK**©.

3. El yogur griego

Mi querido lector, creo que otra vez he dado un fuerte golpe a tu corazón. La mayor diferencia entre un yogur normal o tradicional versus un yogur griego, y apartando el tema de cuerpo y sabor, es simplemente que el griego tiene un poquito más de proteína, es básicamente eso. Aunque en algunos casos, hay marcas no tan buenas que terminan reduciéndole dicho contenido de proteína. Este producto entró con mucha fuerza en nuestras vidas y más por venderse enfocado al deporte y a la vida saludable.

Ahora bien, el yogur griego llegó para quedarse, por esta razón, debemos conocerlo a fondo para saber qué nos llevamos a la boca y así no tener futuras sorpresas al mirarnos al espejo y vernos un poco más "rellenitos" de lo normal. Por eso debemos leer su tabla nutricional antes de comprarlo, porque la gran mayoría de ellos son estafas disfrazadas de "alimentos *fitness*".

Todos los maravillosos beneficios que este yogur ofrece (incluso algunos tradicionales) son polarizados por su gran contenido de azúcar, que daña absolutamente todo el producto y que termina aportando más cosas negativas que positivas a nuestra vida deportiva. Algunas marcas adicionan la misma cantidad de azúcar (incluso más) al griego que al tradicional, como hay otras que reducen dicha azúcar, lo que conlleva consumir un

YOGUR TRADICIONAL

Información Nutricional	
Tamaño por porción 1 Vaso (200 g)	
Porciones por envase 1	
Cantidad por Porción	
Calorías 110	Calorías de grasa 0
	Valor Diario*
Grasa Total 0 g	0%
Grasa Saturada 0 g	0%
Grasa *Trans* 0 g	
Colesterol 0 mg	0%
Sodio 75 mg	3%
Carbohidrato Total 15 g	5%
Fibra Dietaria 0 g	0%
Azúcares 13 g	
Proteínas 4 g	8%
Vitamina A 4% • Vitamina C 0%	
Calcio 20% • Hierro 0%	

* Los porcentajes de Valores Diarios están basados en una dieta de 2000 calorías. Sus Valores Diarios pueden ser mayores o menores dependiendo de sus necesidades calóricas.

yogur más "agrio" con un sabor poco atractivo, pero indiscutiblemente, más beneficioso para ti. La clave es buscar los menos cargados de azúcar y que aporten más proteína que uno tradicional.

Como dije antes, muchos yogures griegos son bajos en azúcares (menor a 5 gramos por porción), lo que produce un sabor no tan agradable para muchos, limitando ganar adeptos a este producto y que sus ventas no sean tan grandes como el azucarado. Esto nos lleva a una conclusión contundente: al aumentar el sabor, se hace más atractivo al paladar mejorando su comercialización, en pocas palabras: "mientras más dulce, más ventas". ¡No te dejes engañar!

En resumen, muchos yogures griegos los venden como productos "saludables" y NO es así, es otro engaño publicitario y descarado. No creas que por desayunar yogur griego de marca comercial vas a reducir tallas, todo lo contrario, vas a convertirte en un "griego obeso".

Comparemos algunas tablas nutricionales (pon a prueba lo que te enseñé en el capítulo 7 sobre leer las etiquetas), a saber:

Si me pones a escoger entre todos ellos, diría que el "mejorcito" es el de la marca 1, ya que su contenido de azúcar y proteína están relativamente bien. Aquí el sabor no es tan agradable comparado con el de la marca 2, pero tenemos que ser objetivos porque se debe buscar un balance entre saludable y rico y no olvidarse de la salud por un mejor sabor, por eso escogí la marca 1.

No lo estoy prohibiendo, solamente te invito a leer primero la etiqueta porque más del 80% de los yogures que nos venden en tiendas y supermercados son lobos con piel de oveja, y de saludable no tienen ni el empaque.

MARCA 1

YOGUR GRIEGO

Información Nutricional	
Tamaño por porción 1 Vaso (200 g)	
Porciones por envase 1	
Cantidad por Porción	
Calorías 80	Calorías de grasa 0
	Valor Diario*
Grasa Total 0 g	0%
Grasa Saturada 0 g	0%
Grasa *Trans* 0 g	
Colesterol 0 mg	0%
Sodio 50 mg	2%
Carbohidrato Total 5 g	2%
Fibra Dietaria 0 g	0%
Azúcares 5 g	
Proteínas 16 g	32%
Vitamina A 4% • Vitamina C 0%	
Calcio 20% • Hierro 0%	

* Los porcentajes de Valores Diarios están basados en una dieta de 2000 calorías. Sus Valores Diarios pueden ser mayores o menores dependiendo de sus necesidades calóricas.

MARCA 2

YOGUR GRIEGO

Información Nutricional	
Tamaño por porción 1 Vaso (200 g)	
Porciones por envase 1	
Cantidad por Porción	
Calorías 100	Calorías de grasa 0
	Valor Diario*
Grasa Total 0 g	0%
Grasa Saturada 0 g	0%
Grasa *Trans* 0 g	
Colesterol 0 mg	0%
Sodio 85 mg	4%
Carbohidrato Total 19 g	6%
Fibra Dietaria 0 g	0%
Azúcares 19 g	
Proteínas 9 g	18%
Vitamina A 4% • Vitamina C 0%	
Calcio 20% • Hierro 0%	

* Los porcentajes de Valores Diarios están basados en una dieta de 2000 calorías. Sus Valores Diarios pueden ser mayores o menores dependiendo de sus necesidades calóricas.

Un par de cucharadas al desayuno no te harán daño, pero escoge siempre el mejor y no dejes que un comercial de TV o publicidad en Instagram, Facebook o Tik Tok, te lleven por el camino de la obesidad.

4. Las fajas reductoras

Bueno, este para mí es el preferido para hablar de los engaños del *marketing*. Como expliqué en el capítulo anterior, su uso viene de muchos pero muchos años atrás, y nuevamente se ha puesto muy de moda en la actualidad, cuando han surgido nuevas industrias confeccionadoras de este tipo de prenda, y su uso cada día se hace más evidente. Ha tenido una excelente aceptación sobre todo en mujeres e incluso en hombres en quienes su uso cada día va en ascenso.

Si le preguntas a una mujer el porqué usa fajas reductoras, te responderá algo como:

"Me hace ver más flaca y me ayuda a bajar de peso".

Desde mi punto de vista, es algo más psicológico que funcional, ya que efectivamente ayuda en cierta forma a mejorar la autoestima y la seguridad de la persona que la usa, se llenan más de confianza en su día a día.

En mi opinión, las personas que tuvieron la tarea de publicitar esta prenda, se fueron por el lado más sensible de la gente y puntualmente, atacando más a las mujeres por el lado que más les preocupa que es su apariencia física. Entonces decidieron lanzar varias frases contundentes como estas:

"Las fajas te ayudarán a reducir medidas".

"Las fajas te harán lucir un cuerpo más esbelto".

"Las fajas reducirán tu cintura".

"Las fajas te ayudarán a bajar esos centímetros de tu cintura".

"Las fajas te ayudarán a realzar tu busto".

"Fajas moldeadoras levanta cola".

"Luce una silueta perfecta".

"Fajas para adelgazar al instante".

"Sin cirugía luce un cuerpo perfecto".

¿Te identificas con alguna frase anterior?, ¿se la escuchaste al vendedor de fajas o alguna amiga te lo comentó?, no me mientas, yo sé que sí.

Realmente todas estas frases son ciertas, pero es sólo una barata **ilusión óptica.**

Frases que tienen un doble sentido o más bien te hacen creer que sí van a ayudar a reducir la grasa corporal, que va a desplazar esas "llanticas" de grasa y se distribuirán de forma homogénea, en eso piensas cada vez que las lees, ESTO ES FALSO. Es una verdad a medias, no por usar fajas durante todo el día, dormir con ellas o pasar un año "fajada" mágicamente va a desaparecer esa grasa, el cuerpo no funciona así.

Aplicando mis conocimientos en ingeniería, todas estas frases hacen alusión a un efecto físico o mecánico llamado *compresión*. Un ejemplo claro es tomar un globo o bomba y someterlo a una fuerza, te darás cuenta de 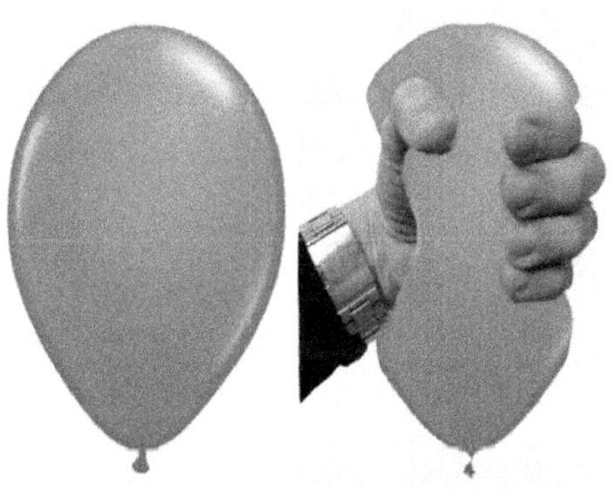 que tomará la forma que tú quieras mientras le apliques dicha fuerza. Ahora, eso mismo hacen las fajas en tu cuerpo. Lo que yo llamo: el efecto globo.

Esto no lo veo como saludable por una simple y llana vanidad, someter al cuerpo durante todo el día a una comprensión de tus órganos internos: tus pulmones, tu estómago, intestinos, etc., no es recomendable y pueden llegar a manifestarte problemas tales como: dolores, experimentar ahogos por momentos y más si realizas ejercicio con ella puesta, temperatura fuera de lo normal y casos muy extremos cuando tus órganos cambian de posición, redistribuyéndose en su interior. Deja de jugar con tu salud.

Solamente puedo decir que las fajas pueden ayudarte en casos puntuales como cuando te sometes a una intervención quirúrgica como cirugías estéticas, es decir, en la etapa posoperatoria o problemas mecánicos del cuerpo, de resto no hay necesidad. ¡He dicho!

5. Bebidas embotelladas con aloe vera

Soy consciente y defensor de las bondades del aloe vera por sus propiedades digestivas, curativas para quemaduras de sol, excelente hidratante, ayuda contra el acné, inflamación, entre otros. Hasta aquí todo es maravilloso (61-62).

Todo eso es válido, pero lo que no es válido es que utilicen ese tipo de beneficios de esta maravillosa planta para crear un *marketing* engañoso, fundamentado en los beneficios del aloe vera.

La gran mayoría de las bebidas embotelladas de esta planta no son más que un engaño porque viene en concentraciones bajas de aloe y altas en azúcar, sí, muchas de ellas vienen endulzadas tanto como una bebida gaseosa del mercado, estamos hablando de cantidades de azúcar entre 15 a 25 gramos por vaso.

Hay marcas en el mercado que no vienen endulzadas con azúcar refinada o similares, busca el aloe "Suggar Free" o "cero carbohidratos", ese tipo de bebidas sí son aceptadas para su consumo (no todos los días). Revisa la etiqueta, ya sabes cómo hacerlo. No te dejes engañar porque todas las que venden en el mercado no son saludables y la gran mayoría viene cargadas de mucha azúcar.

6. El té envasado o bebidas de té en botella

Volvemos a lo mismo que pasa con las bebidas embotelladas de aloe vera, si bien conocemos los beneficios que el té puede lograr en nosotros, siendo una bebida aceptada para nuestro consumo, ya que trae beneficios a nuestro organismo, ahora quieren vendernos esta bebida con verdades a medias, cargándolas de azúcar para hacerla más comercial.

Es una falta de respeto, no te engañes al pensar que porque en el almuerzo o cena pediste un té de botella, estás "comiendo saludable", eso es falso. Muchos de ellos que actualmente están en el mercado no son para nada saludables.

Prefiere siempre el té o infusiones de bolsa o sachet naturales que puedes conseguir en tiendas o supermercados, estos sí los apruebo para su consumo. También podrás encontrar té embotellado libre de azúcar, pero prefiero que consumas el anterior.

7. Los cereales azucarados para el desayuno

Un tema bastante controversial y delicado.

Mi misión en el mundo es ayudar a las personas que se acercan a mí por medio de este libro, por redes sociales o personalmente, para mejorarles su calidad de vida, su cuerpo, su salud, su autoestima y así vean la vida de manera positiva. Por esta razón y misión, no puedo dejar temas como este fuera del libro, ya que es algo que ha tomado muchísima fuerza y hemos crecido viendo y consumiendo estos productos.

Quien diga que en su niñez o adolescencia no consumió estos cereales al desayuno, es un mentiroso. Sí, todos fuimos víctimas de estos productos dulces y coloridos. Pero lo que tienen de bonito, no lo tienen de saludable.

Su contenido de carbohidratos, en especial de azúcar, es muy alto y mezclado con la leche de vaca, que es su aliada a la hora de servirnos un plato de cereales, completamos una "bomba", que sólo desatará un gran caos en nuestro organismo, llegando incluso a llevar los niveles de glucemia al punto de una **PRE-DIABETES** CADA VEZ QUE CONSUMES esta mezcla de cereal más leche.

Hagamos un ejercicio: vamos a desayunar y tenemos el cereal en hojuelas más famoso y un vaso de leche de vaca; este desayuno nos elevaría la glucosa (azúcar en sangre) a más de 145 mg/dl (miligramos/decilitro). La **ADA** *(Asociación Americana de la Dabetes),* nos habla que la glucosa en sangre después de dos (2) horas de haber ingerido alimento (posprandial), debería situarse por debajo de 140 mg/dl y si está por encima de ese valor, sería una **prediabetes,** o mayor o igual a 200 mg/dl sería una diabetes tipo 2. Es decir, si desayunas de lunes a sábado un cereal con leche, son seis días donde llevas al límite tu cuerpo al nivel de una **prediabetes** (63).

¿Seguro les estás dando a tus hijos un buen desayuno?

Hay que regular este tipo de alimentos, no es cuestión de eliminarlos de tu vida, pero sí ser muy consciente de lo que te llevas a la boca, un exceso de ellos no traerá nada bueno, no creas que porque en la caja dice: "de origen natural", "rico en vitaminas y minerales" o simplemente te escriban en su caja alguna palabra "fitness", será lo mejor para ti. *¡Cuídate!*

8. La soya

Nos siguen vendiendo la soja o soya como un alimento super saludable y funcional, muy consumido por todos aquellos que convierten su vida omnívora a vegana (alimentación en la cual no se consume nada de origen animal).

Es un alimento rico en proteínas, grasas y carbohidratos, una media taza podría aportar unos 36 gramos de proteína, por lo que la gran mayoría de páginas o redes sociales proveganismo la anuncian como el sustituto de la carne.

En muchos supermercados podrás encontrar alimentos veganos que imitan a otros de origen animal para parecerse en sabor, textura e imagen, pero sin desviarse de lo vegetal usando principalmente la soya como ingrediente principal. Ejemplo: imitación carne de res, imitación salchicha, etc.

Durante años, hemos sido bombardeados con todo tipo de información y publicidad en las cuales exaltan lo maravilloso de este alimento, pero al leer la letra menuda encontraremos cosas no muy agradables, que se deben saber para no caer en falsos positivos.

Comienzo diciendo que no es buena idea reemplazar la proteína animal por la proteína vegetal, ya que no posee el mismo valor biológico que las encontradas en una buena porción de carne, pollo o pescado. Son dos alimentos diferentes.

No es de sorprendernos que cada día nos venden la soya como un superalimento que puede reemplazar las carnes y derivados, pienso que considerar esto sería un error garrafal por estar lejos de igualarse en propiedades nutrimentales. Para mí, es como si afirmaras que el oro es igual al cobre.

En muchos sitios de internet o estudios científicos pagados por empresas productoras de soya, defienden a capa y espada sus beneficios para el cuerpo y la salud, afirmando que puede consumirse de manera segura y sin problema. Hasta ahí todo marcha bien, pero antes de que tomes una decisión apresurada, te seguiré dando mi punto de vista.

- **¿Qué nos dicen acerca de ella?**

- Posee los mismos niveles de aminoácidos que las carnes: no es así.

  Sus concentraciones son inferiores comparadas con los alimentos de origen animal.

- La proteína que contiene la soya puede ser aprovechada igual que una proteína animal: falso.

El aprovechamiento de esta proteína será menor a la de origen animal, a esto se le suma que la soya es rica en antinutrientes, que producen una mala absorción de dichos nutrientes durante la digestión, reduciendo el valor nutritivo de la soya en más del 50%.

- Cuando nuestra alimentación se basa principalmente en consumir soya y sus derivados, se debe prestar atención al <u>bajo aporte</u> de calcio, magnesio, hierro y zinc de estos productos debido a la presencia de ácido fítico que reduce o bloquea la absorción de estos en nuestro intestino (64).

- Las industrias que producen y procesan alimentos a base de soya, deben tener el cuidado suficiente para reducir en gran medida este tipo de antinutrientes, muchas de ellas no lo realizan y más si son productos fabricados de forma casera.

- Un estudio británico en el cual se comparó a veganos (quienes no consumen nada de origen animal) con comedores de carne, pescado y vegetarianos (quienes consumían en ocasiones huevos, leche y quesos), concluía que los veganos tenían mayor riesgo de sufrir fracturas por su baja ingesta de calcio (65).

Esto apunta a que dicha alimentación basada principalmente en soya y derivados, puede traer problemas óseos importantes. No esperes a que tus huesos te "pasen factura".

• **La soya y el hipotiroidismo**

Este tema está dedicado a mi madre.

Algunos problemas con la tiroides son: hipotiroidismo, hipertiroidismo, bocio (agrandamiento), cáncer, nódulos (bultos), tiroiditis (inflamación), enfermedad de Hashimoto (el mismo cuerpo ataca a la tiroides), entre otros. Pero me voy a enfocar en la primera.

La tiroides es una glándula que todos tenemos a la altura del cuello, y ella se encarga básicamente de controlar nuestro metabolismo, funciones vitales como la temperatura y la frecuencia cardiaca de tu cuerpo. Cuando la tiroides falla (funcionamiento irregular de las hormonas T4, T3 y la TSH), vienen las complicaciones.

Cuando se padece de hipotiroidismo, el metabolismo se vuelve lento, por ende, se podría sufrir de aumento de peso (no en todos los casos, hay personas delgadas que lo padecen), la persona se siente más cansada, con sueño, lentitud mental, depresión, infertilidad, estreñimiento, piel seca, intolerancia al frío, rigidez muscular, menstruación irregular y aumento de dolor (66).

Siguiendo con lo anterior, te estarás preguntando, *¿qué tiene que ver la soya con la tiroides?* Pues mucho. Se ha demostrado que este alimento tiene grandes cantidades de fitoestrógenos, principalmente las llamadas isoflavonas que se han señalado por interferir en la fijación del yodo, vital para el correcto funcionamiento de la tiroides; también si actualmente consumes un medicamento como la levotiroxina para controlar el hipotiroidismo, la soya interfiere en su absorción. *Aquí ya tenemos un problema serio.*

¿Qué son los fitoestrógenos?

Son compuestos químicos que se encuentran naturalmente en las plantas, que tienen como función protegerlas de ataques de animales y también regula diversas funciones de dicha planta (67).

Retomando la idea, la soya y sus derivados tienen estas isoflavonas (fitoestrógenos) en buena cantidad que podrían afectar nuestro equilibrio hormonal.

Ahora bien, si sumado a un hipotiroidismo consumes de forma regular productos de soya, como por ejemplo: semillas, harina o leche de soya, tempeh, tofu y similares, empeorará más el panorama.

- La soya entra dentro del grupo de alimentos bociógenos o goitrógenos, es decir que interrumpen el buen funcionamiento de la tiroides.

- Las personas que son celíacas (intolerancia al gluten), tienen mayor riesgo de sufrir hipotiroidismo (68).

- Reducir el consumo de alimentos con gluten es clave para mejorar el hipotiroidismo, así como no incluir la soya y sus derivados.

Cómo reducir el daño

Se habla de que hay formas de eliminar o reducir considerablemente estas sustancias dañinas (fitoestrógenos), una de ellas es cocinar los alimentos o someterlos a fermentación natural, pero en el caso de la soya, por su alto contenido no se alcanzan a eliminar en su totalidad dichas sustancias dañinas. Finalmente cabe resaltar que muchos alimentos a base de soya se consumen crudos o sin ningún proceso, lo que agrava la situación.

Hay otros alimentos que contienen dichas sustancias, como el brócoli, la col de bruselas, la col lombarda, entre otras, pero su cantidad es muy mínima comparada con la soya. Cocinar estos alimentos ayudará a desaparecer esa pequeña cantidad.

• La soya y la menopausia

Los estrógenos son la hormona sexual femenina por excelencia. Las ya mencionadas **isoflavonas** simulan y son impresionantemente parecidas a dichos estrógenos, ocupando un lugar en nuestro cuerpo; a veces son llamados: *"estrógenos derivados de la soya"*.

Hay ciertos beneficios que se han logrado con medicamentos de isoflavonas de soya. Se han observado resultados positivos en mujeres con problemas hormonales como alteraciones del período o al entrar a la menopausia, pero también se ha demostrado que estas isoflavonas han causado crecimiento de cáncer de mamas (69).

Inclusive podemos encontrar en farmacias dichas isoflavonas de soya como medicamento para controlar los síntomas de la menopausia como sofocos, sudoración nocturna, sequedad, comezón, entre otros.

• La soya y la ginecomastia

En hombres y niños, el consumo de soya y derivados debe verse reducido radicalmente, ya que podría llegar a producir ginecomastia (agrandamiento de los pechos). Tal vez lo hayas notado en algún amigo.

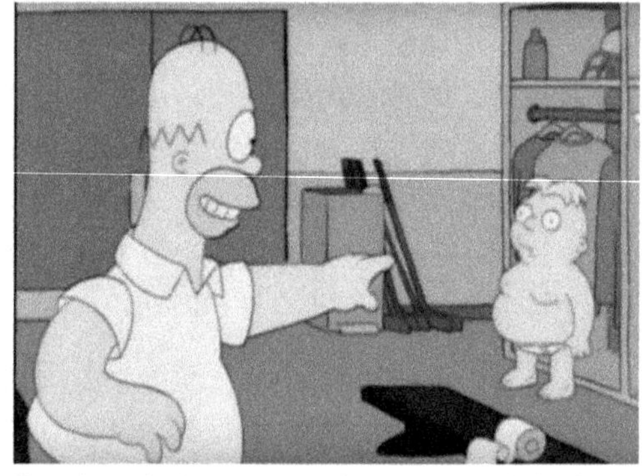

Para los más jóvenes, recordamos este capítulo de Los Simpson del canal Star Channel (antes Canal Fox), en el cual Homero se burla de Üter por tener senos, eso es la ginecomastia.

¿Por qué ocurre esto?

La ginecomastia se ocasiona principalmente por un desequilibrio de las hormonas estrógeno y testosterona.

Los hombres poseen estas dos hormonas al igual que las mujeres, pero en cantidades diferentes: el hombre tiene más testosterona que estrógenos y la mujer de forma inversa.

Dicho esto, muchos hombres experimentan la ginecomastia por algunos factores como el mal uso de esteroides, envejecimiento, mal funcionamiento del hígado, pubertad, obesidad (mientras más grasa, más se elevan los estrógenos) y por un consumo elevado de alimentos con fitoestrógenos (como la soya) que elevarían esta hormona femenina, pudiendo causar un desbalance hormonal que da como resultado, un crecimiento de las mamas en los hombres (70).

Incluso se ha descubierto cómo los alimentos a base de soya y derivados disminuyen la calidad del semen según el estudio realizado por el **Centro de Fertilidad del Hospital General de Massachusetts**. La conclusión traducida dice textualmente: *"Estos datos sugieren que una mayor ingesta de alimentos de soya e isoflavonas de soya se asocia con una menor concentración de esperma"* (**Chavarro et al., 2008**).

• **La soya en niños**

No se deberían incluir productos a base de soya dentro de su alimentación regular.

Hay que tener cierto cuidado al escoger los alimentos para nuestros niños, debido al incremento del uso de la soya como base para la fabricación de estos.

Espero que saques tus propias conclusiones.

Capítulo 10

Nunca tomes atajos en tu cuerpo

Desde el inicio de este libro y todas las personas que se han acercado a mí durante todos estos años, buscando mejorar su calidad de vida y su salud, les he repetido siempre esta frase antes de iniciar con **EL PLAN BENDECK©**: ¡NUNCA TOMES ATAJOS EN TU CUERPO!

Pero, *¿a qué me refiero con esto?*, el cuerpo es algo perfecto, que funciona bajo ciertos equilibrios físicos y químicos que lo hacen estable a lo largo de toda la vida o gran parte de ella. Cuando este tipo de equilibrio se empieza a perder, empezamos a padecer enfermedades, dolencias, achaques, etc.

Muchas personas, y mal motivadas por nuestros medios de comunicación, donde vivimos bombardeados de información y un estilo de vida acelerado, nos han "lavado el cerebro" que "el tiempo es oro" y hay que aprovecharlo de manera óptima, porque hoy en día, lamentablemente es muy difícil vivir sin ser contaminados con el afán que lleva la vida, por ende, todo lo queremos hacer rápido y sin perder tiempo.

Vivimos afanados por todo desde niños: cuando éramos niños queríamos ser grandes, cuando estábamos grandes, queríamos ser profesionales, cuando lo fuimos, queríamos montar un imperio y ganar tanto dinero, que hacíamos cosas casi que imposibles para lograrlo, muchos se desviaron y terminaron en cosas ilícitas con tal de llegar más "RÁPIDO al destino", porque "el tiempo es oro".

Bienes inmuebles, ser popular en redes, tener muchos seguidores, tener un buen carro, ropa de marca y un estatus social respetado, la vida se nos pasa en esa acumulación de bienes y riquezas.

Este afán también contamina nuestra mente a la hora de adelgazar o bajar tallas. Queremos "bajar de peso" lo más rápido posible, con tal de conseguir ese cuerpo perfecto que tanto hemos querido y luchado, pero por culpa de esos perritos calientes o esas pizzitas no hemos podido lograrlo, porque tu fuerza de voluntad y autoestima es baja o, simplemente, por pereza o falta de disciplina. Siempre buscando la frase "perfecta" o "la vieja confiable" para pecar con la alimentación:

"El lunes empiezo", "el que me quiera me debe aceptar como estoy", "hoy me como esto y ya mañana empiezo" o "porque me coma una sola no va a pasar nada".

Estos contentillos son los que te mantienen en un "sube y baja" de emociones y miles de intentos fallidos, que te llevan a tomar ATAJOS para lograr más rápido esto, porque por la "vía normal" no pudiste. Es aquí donde muchas industrias de alimentos o dedicadas al tema *fitness,* se aprovechan para ganar adeptos. En este punto es donde revisas Instagram, Twitter, Facebook y Google buscando la solución "rápida y efectiva" para lograr ese "cuerpo playero" o para adelgazar y "humillar a la que te cae mal" (es broma).

Aquí llegamos a la etapa peligrosa de todo proceso para adelgazar: LOS ATAJOS. Esos productos que nos aseguran bajar 10 kilos en una semana sin ejercicios y viendo Netflix, "pastillas milagrosas que quitan el hambre o queman la grasa" en corto tiempo, o terapias con algunas inyecciones localizadas para "desaparecer" la grasa en pocos días…este tipo de cosas, mi querido lector, es lo que debes evitar, ¡basta ya de estas mentiras! No creas en ese tipo de anuncios baratos.

Debemos saber que nuestro cuerpo tiene un ritmo, hay personas con un ritmo más rápido o más lento, a ese ritmo es que debemos ir si queremos adelgazar o bajar tallas de forma natural y sin efecto rebote. Hay maneras de acelerar nuestro cuerpo, algunas más seguras que otras, pero mi objetivo principal es que lo hagas de la forma como tu cuerpo te lo pide, la forma como él está acostumbrado. Hablar acá de ayudas farmacológicas no sería conveniente, ya que todo tiene efectos y hay que saberlos controlar y manejar, pero eso ya sería en otro libro porque es un tema muy amplio y delicado.

Capítulo 11

Bienvenidos a El PLAN BENDECK©

"Si tu única prioridad es mejorar la belleza, terminarás enfermo", A. Bendeck

Mi misión en este mundo es ayudar a todas las personas que tienen problemas asociados a sobrepeso u obesidad, me gustaría mejorarles su calidad de vida para que se sientan poderosas, confiadas y seguras de sí mismas. Lograr que alguien disfrute de su vida a plenitud y no con miedos inducidos por algún *bullying* del pasado o por estereotipos mal formados que nos venden día a día. Por ende, no puedo permitir que las personas o industrias malintencionadas se aprovechen de ti.

¡Esto tiene que acabar!

Mi objetivo principal no es el tema estético, para mí lo más importante es la salud, después viene lo demás, porque la mejora de tu cuerpo es la recompensa por tu buen comportamiento con la alimentación.

Todos los temas anteriores fueron escogidos minuciosamente para poder entender este capítulo. Quiero que, al aplicarlo, pueda ser convertido en un estilo de vida y no ese tipo de "dietas" que duran una semana o 30 días, que no pueden sostenerse en el tiempo, por ser muy restrictivas o agresivas. **Para mí, lo más importante es que tengas constancia y no perfección al alimentarte.**

Quiero que esto sea simple para ti, algo fácil de hacer y seguir; algo que sea tan complicado como contar calorías o escribirte un menú exacto de lo que debes comer a diario, son cosas que no pueden ser sostenidas en el tiempo, no es algo práctico, yo busco que con solo ver el plato de comida sepas inmediatamente si las cantidades de cada macronutriente (proteína, carbohidrato y grasas) son la correctas para ti, es lo que yo llamo: *"educar el ojo" (ya hablaremos sobre esto).*

Poco a poco, y en el menor tiempo de lo que piensas, vas a lograr, con mucha facilidad, dominar esta habilidad.

Comencemos...

ANTES DE ENTRAR EN MATERIA

1. Tener en cuenta dos principios fundamentales:

- Cada alimento tiene su momento.

- **Educar el ojo.**

Cada alimento tiene su momento

Esto es muy importante recordarlo porque un alimento dependiendo del momento del día, así te afectará para ganar grasa o para ser utilizado de manera óptima. Ejemplo: arroz en el almuerzo es un buen complemento, pero esa misma porción a altas horas de noche no será tan conveniente si tienes un elevado porcentaje de grasa en tu cuerpo, ya que esto aumentará la posibilidad de seguir acumulando más grasa.

Esto lo sustento con un principio biológico llamado: ritmo circadiano, el cual responde principalmente al día o la noche, dando cambios fisiológicos en nuestro cuerpo. Un ejemplo de esto es el aumento o desaceleración del metabolismo o secreción de hormonas dependiendo de la luz o la oscuridad.

En la noche podemos experimentar cambios como: producción de melatonina para dormir, la presión arterial baja, hay un aumento de la hormona de crecimiento (sobre todo en el sueño profundo), entre otros.

En el día vemos descender todo lo anterior, observamos cambios en los niveles de azúcar en sangre, aumento de testosterona a primeras horas de la mañana en varones, principalmente.

Otro punto es que las personas tenemos mayor actividad en el día que en la noche, por tal motivo, "quemaremos" más calorías en el día y esto nos ayudará a un mayor aprovechamiento de los alimentos.

Por todo lo anterior, afirmo que un alimento dependiendo de la hora podrá tener gran impacto o poco en acumular grasa en nuestro cuerpo. Una cena o una merienda muy cargada de carbohidratos tendrá más posibilidad de aumentar tu porcentaje de grasa que una rica en proteínas. Ejemplo: actuará diferente en tu cuerpo comer unas galletas, que un muslo de pollo a altas horas de la noche.

Con esto no quiero decir que no puedas consumir de por vida carbohidratos en la noche, solo chequea tu porcentaje de grasa y con base en eso, tomas la decisión correcta. En el caso de las meriendas, nunca será recomendable alimentos altos en carbohidratos.

¿Ves la importancia de escoger bien los alimentos dependiendo de la hora?

Educar el ojo

Es importante conocer las cantidades que nos pueden dejar satisfecho en cada comida, es decir, no comer menos para que vayas a quedar con hambre o demasiado para que no puedas ni caminar de la llenura; estos dos extremos son malos. Siempre hay que buscar la porción ideal. Es una de las primeras tareas que tienes en **EL PLAN BENDECK©**.

Con esto me refiero en aprender qué cantidad o qué porciones te harán sentir satisfecho con solo ver el plato de comida, así sabrás exactamente cuál será tu porción ideal. Llegarás a un punto donde sabrás cuánto comer sin llegar a pasarte; eso es *"educar el ojo"*.

En mi país hay un dicho: *"Se te llenó más el ojo que el estómago"*, esto quiere decir, que pediste más comida de lo normal porque pensabas que tenías más hambre de lo habitual, dando como resultado muchos alimentos de sobra en tu plato y con una sensación de llenura absurda, debido a que tu "ojo falló" en calcular la cantidad correcta de comida. *A partir de hoy, lo mejoraremos.*

2. Lo importante de EL PLAN BENDECK©, es nunca dejar al cuerpo sentir hambre, siempre debe estar satisfecho a lo largo del día, acá podrás comer 3, 4 o 5 veces al día.

El cuerpo funciona de manera diferente a lo que muchos normalmente piensan, partamos diciendo que el cuerpo es una bodega, donde siempre está guardando energía y una gran parte de ella la almacena en forma de grasa, ya que él se prepara de cierta forma para esos momentos de faltas de alimentación o hambre prolongada, por ende, se abastece o almacena para poder soportarlos. Si tu cuerpo siempre está padeciendo de hambre, tal vez porque solamente te alimentas con un "poquito" al día, o sólo estás con el desayuno y son las 6 p.m., o prolongas más de lo normal las comidas, entonces el cuerpo responderá a todo esto: reducirá su ritmo, se pone lento el metabolismo y empieza a "protegerse", de tal manera que esas grasas acumuladas (que son energía para él), no las soltará tan rápido como pensabas, es más, podrás llegar a acumular más de la que tienes.

Ahora no pienses que deberás comer todo lo que *"se te atraviese"* sin medida y control, hay que comer en buenas cantidades, pero siguiendo una configuración como la expuesta en **EL PLAN BENDECK**© para evitar subir grasa corporal.

¿Ves la importancia de no dejar al cuerpo sentir hambre?

Por esta razón, esas dietas en las cuales se restringe mucho la alimentación, tienen efectos secundarios cuando las abandonas ya que tiendes a igualar o subir más del peso que perdiste en esa dieta. Esto te lo puedo asegurar. Estoy en contra de eso, por eso **EL PLAN BENDECK**© se enfoca en una alimentación continua y balanceada.

3. EL PLAN BENDECK© radica principalmente en una alimentación (organizada de mayor a menor): muy rica en proteína y rica en grasas y moderada en carbohidratos. Con esto quiero decir que:

-Proteína: será la porción más grande del plato.

-Grasas: la porción siguiente en el plato. No es obligatorio incluirlas siempre en todas las comidas y pueden ir mezcladas con verduras.

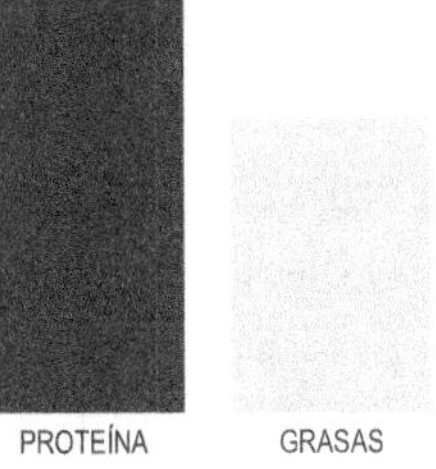
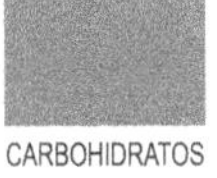

-Carbohidratos: la porción más pequeña del plato. Aquí regularemos la ingesta de ellos, SIN ELIMINARLOS de forma definitiva de nuestra alimentación. Esto es un error garrafal. Muchas dietas eliminan este macronutriente, lo cual no es para nada saludable, nuestro cuerpo necesita los carbohidratos. Se pueden disminuir o eliminar de forma momentánea en alguna comida del día, pero jamás eliminarlos de por vida o definitivos. Jamás cometas ese error.

ENTREMOS EN MATERIA

Quisiera mostrarte un plato común y corriente en la ilustración 1 de tamaño normal (como los que tienes en casa), que está dividido en dos partes:

La primera parte donde dice "1" indica dónde se ubicarán las proteínas (porción más grande), seguido de las grasas y la otra, donde aparece una "C", que

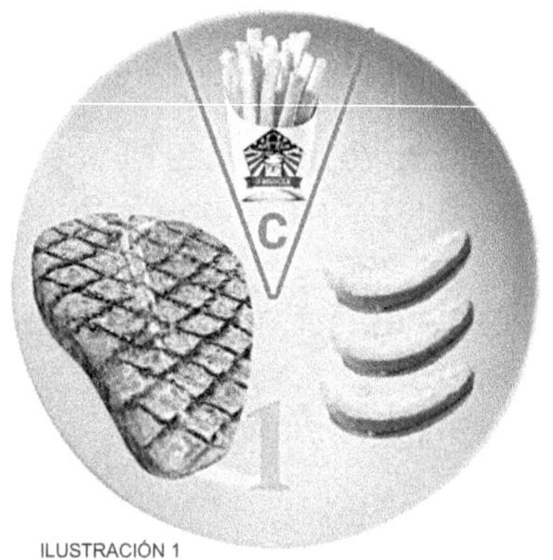

ILUSTRACIÓN 1

indica la **parte más pequeña** donde se ubicarán los **carbohidratos**. Con **EL PLAN BENDECK**© podrás comer cualquier clase de carbohidratos.

OJO, inicialmente deberás consumir **un (1) carbohidrato por comida**, esto con el objetivo de "educar el ojo" y no pasarte de tu porción, luego con el tiempo, sí podrás combinar alimentos ricos en carbohidratos como: arroz y fríjol, pero inicialmente como no tendrás muy bien "educado el ojo" con respecto a la cantidad o a la porción, posiblemente podrías pasarte con un exceso de ellos y esto traería problemas en el proceso de perder grasa.

Entonces, inicialmente por los menos 30 días acostúmbrate a comer **un carbohidrato por comida, luego con la práctica podrás combinar dos o tres carbohidratos, pero NUNCA pasándote de la porción para ti. ¡Ojo con esto!**

NUNCA OLVIDES ESTO: la parte más pequeña del plato siempre será el carbohidrato y la más grande la proteína.

4. Proteínas: la parte más grande del plato

Yo defiendo una alimentación muy rica en proteínas, por eso **EL PLAN BENDECK**© tiene como base dicho macronutriente.

En la **ilustración 1** observamos en la parte inferior del plato, una gran porción de dicha proteína (más grande que el resto), lo que indica una correcta configuración de nuestra comida. ¡No lo olvides!

¿Qué proteínas podré consumir?

Las que quieras o la que más te guste: carne de res, pollo, pescados, langosta, camarones, lengua de res, hígado, corazón, riñón, huevos y la lista sigue. Todos ellos son alimentos ricos en proteínas.

En esta parte del plato es válido combinar dos o más clases de proteínas como, por ejemplo: carne de res y pollo, atún y mariscos, etc.

Otra opción para consumir proteína: los batidos

Tener esta opción a lo largo del mes para consumir un batido de proteína como alimento es bastante práctico, y podría ser utilizado como un "extra" para complementar la alimentación. Para muchos que piensan que no es posible sustituir una comida sólida por una líquida, les digo que sí es posible y no trae consecuencias negativas para tu salud, pero respetando dos cosas:

- optando por batidos limpios (Isolate).
- Usarlos en <u>casos puntuales</u> y **no de forma constante**.

Repito, porque quiero ser muy enfático en esto: no es para todos los días si se llega a consumir en un desayuno, almuerzo, cena o merienda.

Mi consejo para ti: nada llevado a los extremos es saludable, de vez en cuando es válido hacer un sustituto de alguna comida habitual por algún batido de proteína. No te dejes arrastrar por esas dietas extremas de reemplazar tus comidas por batidos durante varias semanas, incluso meses. No te dejes engañar, llevarás tu cuerpo a un punto de malnutrición a corto plazo.

Tengo mi propia marca de proteína en polvo y de corazón te digo estas palabras: yo podría engañarte diciendo que será saludable hacerlo todos los días, porque me conviene, así se dispararían mis ventas, pero NO lo hago porque no es ni será ÉTICO vender con engaños, como muchas compañías lo están haciendo en estos momentos.

Siempre he recomendado batidos limpios (sin carbohidratos o máximo 2 gramos y sin azúcar), porque no le veo mucho sentido utilizar estos suplementos para llenarnos de carbohidratos o grasas que fácilmente podemos tomar de nuestros alimentos diarios, la idea de un batido es que sea proteína limpia.

Este batido de proteína lo recomiendo, de vez en cuando, para utilizarlo en casos como, por ejemplo:

Estás de afán y no alcanzas a desayunar, puedes preparar el batido y listo, aseguras tu desayuno.

Llegas a la casa y no quieres cocinar o estás demasiado cansado, puedes tomar el batido.

No quieres consumir nada sólido, te recomiendo el batido.

Ser usado como merienda o "snack".

Como complemento a la alimentación antes o después de haber realizado una actividad física:

- Antes del ejercicio:

Cuando tienes algo de hambre (tomarlo 1 hora antes) y estás próximo a correr, a entrar a una clase de *spinning o crossfit,* boxeo o simplemente vas al gimnasio, recomiendo un batido y no una comida sólida para que al momento de iniciar tu ejercicio no tengas alguna actividad intestinal o estés en plena digestión, lo que llamamos vulgarmente "el estómago lleno", esta pesadez no te va a dejar entrenar correctamente.

- Después del ejercicio:

Alimentar el cuerpo luego de una actividad física es lo más inteligente que podrás hacer.

Un consejo: no los mezcles con fruta.

5. Grasas: la siguiente parte del plato

Es muy importante incluir alimentos ricos en grasas de origen animal o vegetal para el buen funcionamiento de nuestro cuerpo, alimentos como: salmón, aceitunas, aceite de oliva, chía, aceite de coco, aguacate o aceite de aguacate, mantequilla, tocineta, maní, pistachos, almendras, entre otros. Vale destacar, que esta parte del plato puede ser omitida en algunos casos que no te provoque desayunar, almorzar o cenar con ellos. Ejemplo: si el lunes o martes solo quieres desayunar con huevos y pan, lo podrás hacer y no afectará nuestro proceso para adelgazar. ¡Recuérdalo!

6. Carbohidratos: la parte más pequeña del plato

Debes tener claro que los carbohidratos, al igual que los demás macronutrientes, son de vital importancia para nuestro cuerpo, el único detalle para que no impacten negativamente es consumirlos en una porción adecuada. Nunca olvides esta recomendación de gran importancia.

¿Qué carbohidratos podrás consumir?

Los que más te gusten: avena en hojuelas, arroz blanco, arroz integral, patacón (tostón), papa al vapor, papas fritas (sí, las podrás comer incluso con una cucharada de mayonesa o salsa de tomate), yuca, pastas, pan integral, pan blanco, legumbres como fríjoles, lentejas, garbanzos, etc.

¿Qué cantidad de carbohidratos debes consumir en EL PLAN BENDECK©?

Considero que es un tema clave para lograr un éxito rotundo. Es muy importante saber regular y controlar dichos carbohidratos a la hora de consumirlos, por tal motivo la siguiente tabla de gramajes te ayudará a consumir la cantidad correcta. Luego, con el pasar de los días, tendrás grabada en la mente la porción ideal para ti y ya no tendrás que usarla.

Te sugiero consumir estas cantidades sin excederte, simplemente el valor que te arroje esta operación sencilla será la cantidad máxima sugerida de alimentos ricos en carbohidratos que se deberá consumir por día. Vale destacar, que puedes usar menos de la cantidad que arroje aquí, si sientes que esa porción es mucha:

Porcentaje de grasa	MUJER - HOMBRE Gramos de alimentos ricos en carbohidratos AL DÍA
Mayor o igual 40%	(Tu peso ÷ 2) + 100
39% a 25%	(Tu peso ÷ 2) + 110
24% a 13%	(Tu peso ÷ 2) + 125
Menor a 12%	(Tu peso ÷ 2) + 135

Para que tengas una medida rápida, te recomiendo tomar una taza, pocillo o similar que marque la cantidad de alimento para consumir según el valor que te dio la tabla y que luego uses para servirte de forma más fácil en tu plato.

Nota 1: será válido un incremento voluntario de +50 gramos de alimentos ricos en carbohidratos al valor resultante de esta operación matemática, siempre y cuando tu porcentaje de grasa (PGC) esté normalizado y se mantenga una mínima actividad física (AFM).

Ejemplo:

Tenemos a una persona con *80 kilogramos* de peso y un porcentaje de grasa de *30%*, entonces, realizando la operación, nos daría: *80 ÷ 2 = 40*, estos *40* se los sumaré a los *110*, entonces: *40 + 110 = 150* gramos de algún alimento que se clasifique como carbohidrato. Con base en esto, un ejemplo podría ser: una rodaja de pan tajado al desayuno (pesa 35 gramos) y un pocillo regular de arroz al almuerzo (pesa 115 gramos). El incremento voluntario condicionado de +50 gramos se podrán consumir incluso como el carbohidrato de la cena, siempre y cuando se cumpla con un porcentaje de grasa seguro y adecuado (mas abajo lo mencionaré) y mantienes alguna actividad física, así sea mínima.

Recuerda, que el valor que te arroje la fórmula será como tal el peso del alimento. *¿Entendido?*

Cuando cumplas con el principio fundamental de **"educar el ojo"**, ya no tendrás que pesar o medir nada, con simplemente ver la porción, no tendrás que utilizar más esta tabla, tazas o similares.

Este gramaje aplica para personas con un estilo de vida normal, que necesita reducir su porcentaje de grasa y no para atletas que compiten a nivel profesional como fisiculturista, ciclismo profesional o deportes de alta intensidad, ya que las cantidades de este macronutriente (carbohidrato), serán un poco más elevadas de lo normal por tener un mayor consumo de este. Este tema ya quedaría para un siguiente libro.

Un dato sobre las legumbres

En mi país son llamados: "granos". Debes tener algo muy en cuenta con respecto a los alimentos ricos en carbohidratos, para que no te confundas a la hora de armar tu plato y poder clasificarlos correctamente como: proteínas, carbohidratos o grasas. Siempre vas a considerar a un alimento dependiendo de lo que más aporte.

Por ejemplo: 1/2 taza (100 gramos) de **lentejas** te aportan los tres macronutrientes anteriores, pero lo que más aporta son carbohidratos, ya que tendríamos lo siguiente: 0,2 gramos de grasas, 9 gramos de proteína y **12 gramos de carbohidratos** (descontando la fibra), entonces DEBES CONSIDERARLO COMO CARBOHIDRATO a la hora de armar tu plato de comida.

Nota 1: si te encuentras un alimento con cantidades casi iguales de carbohidratos-grasas-proteína, se debe clasificar como: carbohidrato.

Nota 2: recuerda descontar la fibra a la hora de calcular los carbohidratos netos. Ejemplo de la lenteja: carbohidrato total: 20 gramos, fibra: 8 gramos; entonces los carbohidratos netos serán: 20 - 8 = **12 gramos.** Esto se hace ya que la fibra no se absorbe en su totalidad en el cuerpo, por ende, no dispara el azúcar en sangre (glucosa). Vulgarmente se dice que: *"así como entra, sale".*

Nota 3: EL **PLAN BENDECK**© contempla clasificar los alimentos dependiendo del macronutriente que más aporte, a excepción de la soya y los edamames que, aportan un poco más de proteína que de carbohidratos, pero para este plan, se deberán clasificar como carbohidratos.

Nota 4: no se recomienda el consumo de soya y sus derivados.

EL **PLAN BENDECK©** clasifica las legumbres como hidratos de carbono (también llamados carbohidratos), por ende, si dentro de la alimentación diaria se incluyen estos, serán la parte del plato correspondiente a dichos carbohidratos: fríjol, lentejas, garbanzos, almorta, guisantes, habas, ejote, lupino, soya y arveja (chícharo). A excepción del maní, que se clasificaría como grasas y la alfalfa como proteína en este plan nutricional.

Un dato sobre otros tipos de carbohidratos

Te preguntarás por los carbohidratos simples como, por ejemplo: frutas, helados, galletas, etc. Te cuento que sí podrás darte un antojo para quitar esa ansiedad, pero inicialmente <u>no podremos consumirlos</u>, depende mucho del porcentaje de grasa que te encuentres, no es lo mismo, por ejemplo, estar en 15% que en 30%, mientras menor sea el porcentaje de grasa, podrás "pecar" un poquito más con la alimentación.

Un dato sobre las frutas y los zumos

Inicialmente no consumas frutas o zumos ya que tienen alto contenido de fructosa (azúcar de la fruta) y esto nos ralentiza el proceso de pérdida de grasa. Luego de un tiempo, los iremos ingresando a nuestra alimentación gradualmente, es importante en qué porcentaje de grasa te encuentres, a medida que bajes a un rango saludable podrás incluirlos, pero poco a poco y una cantidad pequeña.

Ejemplo: uno por semana, luego dos por semana. Siempre recuerda que, si decides por ejemplo tomarlo en el desayuno, debes saber que ese será tu carbohidrato.

En el **capítulo 6** hablé sobre este tema. Recuerda que podrás ampliar la información de cómo consumirlas con seguridad, sin riesgo a engordar pero, ojo, primero revisa tu porcentaje de grasa corporal y revisa la siguiente tabla antes de comerlas:

Concepto	Mujeres	Hombres	Consumo por semana
Atleta	14-20%	6-13%	4 x semana
Normal	21-24%	14-17%	3 x semana
Sobrepeso	25-31%	18-24%	2 x semana
Obesidad	32% o más	25% o más	NO o 2 x semana

Recomendaciones para consumirlas con seguridad

-Cuando tu porcentaje de grasa esté dentro del rango normal.

-Preferiblemente no consumirlas en la noche o antes de dormir.

7. Descarga controlada©

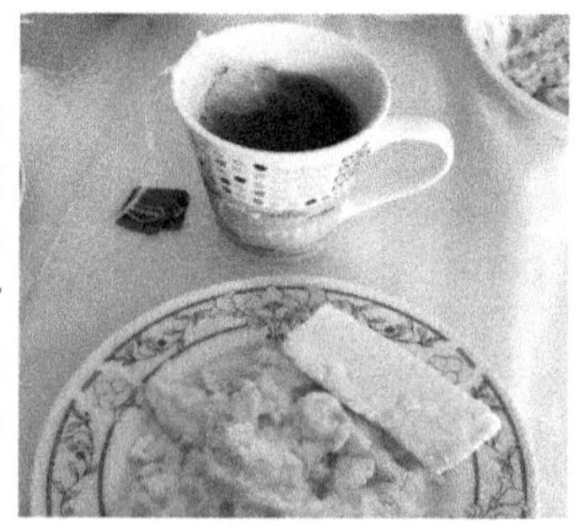

Dentro de este plan, incluyo una técnica compensatoria llamada: **Descarga controlada©** que será de gran importancia a la hora de buscar darle a nuestro organismo una pequeña *"sacudida"* vital durante nuestro proceso de adelgazamiento.

Siempre vamos a estar aplicando **EL PLAN BENDECK©**, pero en casos puntuales nos salimos un poco de esa configuración, principalmente en estos tres casos:

- En la cena: mientras estés en sobrepeso o tengas problemas de salud, aplicarás **Descarga controlada©**.

- Exceso de carbohidratos en la comida anterior: algún "pecado alimentario" cometido (más abajo explicaré a fondo).

- Opcional: si consideras realizarlo porque sientes la necesidad.

Pero, ¿qué es la Descarga controlada©?

Es eliminar en <u>una comida o en un día</u> el carbohidrato de forma controlada.

Ojo, repito. No es eliminarlo de por vida, es solo por un momento puntual. No confundir.

Esta **Descarga controlada©**, se usa principalmente en los tres casos citados anteriormente. Te pongo un ejemplo clásico cuando nos "pasamos" en el consumo de carbohidratos: te comiste una porción de pizza o te excediste con pastas o pan, para esta situación podemos llegar a "compensar" ese exceso de carbohidratos con una **Descarga controlada©** en la siguiente comida o al otro día (si por ejemplo cenaste ese "pecado"), con el fin de reducir esas calorías que consumiste de más.

¡Ojo! No es algo para compensar de <u>forma lineal</u> o que, con esta técnica, pasarás tu vida en pecar y compensar, ¡NO! Es sólo una forma de minimizar el error cometido. Siempre enfócate en **EL PLAN BENDECK©**, ese será tu guía y tu norte.

Ejemplos: puedes eliminar el carbohidrato del desayuno consumiendo solamente proteína y grasas o solamente proteína.

Desayuno 1: *porción grande de queso + aceitunas + té de bolsita.*

Desayuno 2: *dos huevos fritos + café con estevia.*

Desayuno 3*: un huevo + queso + agua.*

Etc.

Puedes jugar con tu imaginación, más adelante te daré más ejemplos de comidas.

Tipos de Descarga controlada©

Dentro de este plan nutricional existen cuatro tipos, a saber:

Descarga controlada parcial©, Descarga controlada 24©, Descarga controlada nocturna© y Descarga controlada ON-OFF©.

Descarga controlada parcial©: se suprime el carbohidrato del desayuno o del almuerzo.

Descarga controlada 24©: se suprime el carbohidrato por 24 horas (un día completo).

Descarga controlada nocturna©: se suprime el carbohidrato en la cena siempre y cuando el PGC (porcentaje de grasa corporal) esté por encima de lo normal. Cuando ya se encuentre dentro de los valores correctos del PGC, se podrán incluir nuevamente los carbohidratos.

Las configuraciones aprobadas son:

<u>Porción de proteína + grasa.</u> Ejemplo: una porción de pechuga de pollo con 1/4 de aguacate.

<u>Proteína sólida.</u> Ejemplo: porción de carne, porción de pollo o huevo.

<u>Proteína + ensalada.</u> Ejemplo: pechuga de pollo + ensalada de lechuga, tomate y cebolla.

<u>Proteína líquida (batido de proteína 25 PROTEIN):</u> es una opción cuando no tienes nada en la nevera o tienes pereza de cocinar y el hambre no es tan grande. Usarla en casos esporádicos como ya expliqué anteriormente. Recuerda que es un alimento de uso no obligatorio y opcional, solo serán permitidos batidos con menos de 2 gramos de carbohidratos total y sin azúcar.

Descarga controlada ON-OFF©: técnica de descarga intercalada. Se aplica entre tres a siete días.

Día ON: un día completo de **Descarga controlada©**

Día OFF: día normal, es decir, se consumen carbohidratos en el desayuno y/o en el almuerzo. Se debe respetar la descarga controlada nocturna© si tu porcentaje de grasa aún no es apto para incluir alimentos ricos en carbohidratos en la noche.

Todo esto acompañado con su respectiva bebida autorizada (hablaré más adelante sobre ellas).

Notas.

a. El número de huevos depende de cada persona, hay personas que se llenan con uno, como otras como yo, que se llenan con siete.

b. No te preocupes, la **Descarga controlada©** no presentará problema alguno en tu cuerpo de efecto rebote o descompensación, es segura y efectiva.

c. Muy importante no comer más carbohidrato de tu porción normal diaria, se continúa con la misma cantidad personalizada por comida, es decir, no cometas el error al pensar que, porque no comiste en el desayuno carbohidratos, sumarás esa cantidad con la del almuerzo, no. Debes comer solamente la cantidad de carbohidrato que te corresponde en esa comida. Si colocamos el ejemplo anterior, en el cual el total de alimentos ricos en carbohidratos era de 150 gramos que comprendía: una rodaja de pan tajado al desayuno (pesa 35 gramos) y un pocillo de arroz al almuerzo (pesa 115 gramos); realizando una **Descarga controlada parcial©** al desayuno, nos quedaría únicamente los 115 gramos de arroz disponibles para consumir.

Ahora, si realizamos una **Descarga controlada parcial**© al almuerzo, tomando este mismo ejemplo, *¿cuánto carbohidrato me quedaría disponible para consumir?*, correcto, los 35 gramos del pan al desayuno. *¿Entendido?*

d. Si tienes sobrepeso, obesidad o alguna enfermedad asociada, utiliza la **Descarga controlada nocturna**© hasta que tu porcentaje de grasa anormal se normalice.

Más adelante te mostraré algunos ejemplos de platos servidos.

8. Ensaladas: la parte que no tiene cantidad estipulada

Podrás consumir la cantidad que desees si tu ensalada contiene algunos de estos alimentos: lechuga, espinaca, repollo o col (si sufres de colon irritable no te lo recomiendo), pepino, tomate, cebolla roja o blanca, cilantro, apio, cebollín (en algunos países la llaman cebolla larga), brócoli, coliflor, rúgula, chile jalapeño, pimentón, champiñones o berenjena.

Nota: tener cuidado con la zanahoria cocida, la remolacha y con el maíz, ya que su contenido de azúcar es mayor a otros alimentos. Limitar su consumo.

9. ¿Cuándo podré comer pizza, hamburguesas o perros calientes?

Es normal antojarse de este tipo de alimentos que, a lo largo de nuestra vida, han sido satanizados y vistos con "malos ojos". Si bien es cierto que un exceso de ellos es perjudicial y muchas veces mortal, incluirlos en algún momento puntual dentro de nuestra alimentación un par de veces al mes no pasará absolutamente nada. Incluir por semana una o dos veces una hamburguesa, no perjudicará en lo absoluto mientras seas constante con **EL PLAN BENDECK**©. *Pero…* claro que podrás darte estos "pecadillos" sin remordimientos, siempre y cuando

estés dentro de tu porcentaje de grasa ideal y tengas un cuerpo sano.

Cuando consumas estos alimentos, recomiendo al próximo día o comida siguiente, realizar una **Descarga controlada**©.

Consumir estos alimentos teniendo obesidad es como ir en un automóvil que le falla el motor (obesidad) y luego se desinflen dos llantas (comes pizza). Llegarás más difícil a tu destino (cuerpo sano) o simplemente no llegues.

Ahora no te vayas al extremo con esto porque un exceso (como todo en la vida) te llevará a problemas de sobrepeso nuevamente.

10. ¿Qué "picar" o merendar entre comidas?

EL PLAN BENDECK© te recomienda merendar a media mañana, media tarde o en algún momento que tengas un poco de hambre.

Solamente se podrá consumir dos cosas: alimentos ricos en proteínas y/o grasas como por ejemplo: frutos secos.

Ejemplo: queso, carne de res, pollo, pescado, mariscos, jamón, salchichas, (algunas veces), huevos, almendras, aceitunas, pistachos, maní, entre otros.

No recomiendo merendar con algún carbohidrato como galletas, dulces, tortas, frutas ya que ralentiza nuestro proceso de bajar nuestra grasa corporal.

Otras meriendas aprobadas

Tomate rojo o verde con pimienta y limón.

Café cargado sin azúcar o estevia.

Té o aromática de sachet o bolsita.

Capuchino con leche de almendras sin azúcar. Se puede endulzar con estevia o sucralosa.

Café con leche de almendras sin azúcar.

Juega con tu imaginación, toma meriendas o "snacks" con base en lo te propongo, siempre optando por proteínas o frutos secos mencionados.

11. Sopas

Las sopas pueden ser incluidas dentro de **EL PLAN BENDECK**©, pero deben ser clasificadas correctamente dependiendo de cómo se preparen. Se pueden clasificar como: neutras o carbohidratos.

Sopa carbohidrato: si la sopa, cremas o el sancocho incluye: papa, yuca, granos, plátano, remolacha, azúcar, cebada, quinua, ahuyama (zapallo), avena, maíz, ñame, etc. Se debe clasificar la sopa como un: carbohidrato, y esta será la porción dentro de nuestro plato configurado bajo **EL PLAN BENDECK**©.

Recuerda que debe ser la parte más pequeña. Ejemplo: sopa + pechuga de pollo.

Sopa neutra: se refiere a caldos, cremas o sopas hechas sin alimentos ricos en carbohidratos como por ejemplo: cebollín, cebolla, cilantro, champiñones, brócoli, etc. Ejemplo: una crema de tomate hecha solamente con tomates frescos y sin harina de trigo o un caldo de pollo sin papa o similares. Este tipo de sopas pueden incluirse como un acompañamiento extra a **EL PLAN BENDECK**©.

12. Bebidas para acompañar las comidas

Dentro de este plan es muy importante la hidratación y también que disfrutes de lo que tomas. Muchas dietas obligan a la persona a tomar siempre agua, lo cual es excelente, pero no tan práctico y sostenible en el tiempo ya que, en algún momento, vamos a querer algo con más sabor…Y es normal somos humanos.

Las opciones son:

- Agua.

- Agua con gas.

- Agua saborizada (sin calorías).

- Té natural cero calorías, también sugiero té de bolsita.

- Café sin azúcar o endulzado con estevia.

- Infusiones frías o calientes de frutos rojos o amarillos de bolsitas (sachets) sin azúcar.

Otras opciones de bebidas para no todos los días

- Bebida gaseosa cero (sin calorías).

- Limonada sin azúcar o endulzada con estevia o sucralosa.

- Bebida de cacao en polvo o tabletas de chocolate <u>sin azúcar</u> (usar una porción de 10 gramos o dos cucharaditas): ojo al escoger esto en el supermercado porque hay con azúcar o sin azúcar y son muy parecidas. Revisa la tabla nutricional, hay casos en los cuales dice en la etiqueta: "natural unsweetened" o "sin azúcar", la mejor forma es revisar la tabla y buscar que en azúcar tenga 0 gramos o menor a 1 gramo (<1 g) por porción.

13. Actividad deportiva durante EL PLAN BENDECK©

Las personas que me conocen, saben lo importante que es para mí el ejercicio, y hablo de cualquier clase, desde lo básico de salir a caminar un par de cuadras o tan intensos como una maratón o una buena rutina de pesas. Toda cuenta, todo vale.

Si realmente quieres realizar **EL PLAN BENDECK©** de manera completa, te puedo sugerir que realices alguna actividad física.

No es obligatorio iniciar tu nueva vida alimentaria acompañada con alguna actividad física, si lo haces sería maravilloso y si no ya tendrás tu momento, porque lo primero es mejorar la alimentación y luego nos preocuparemos por el ejercicio.

Sería ilógico obligarte a inscribirte en un gimnasio y durar 2 horas "matándote" hasta el cansancio y descuidar la parte nutricional… no hacemos nada.

<u>No trates de compensar tu mala alimentación con exceso de ejercicio</u>, el cuerpo no funciona así. Primero preocúpate por arreglar tu alimentación y luego el ejercicio.

Muchas veces puede ser contraproducente obligar a una persona sedentaria y con una peligrosa obesidad a realizar una rutina de ejercicios, porque muy seguramente se lesionaría. ¡todo a su tiempo!

Anotaciones

- Estreñimiento o poca cantidad de heces

Te sugiero mi bebida digestiva **BENDIGES©**, incluida en el **capítulo 13** de recetas. Es una bebida para mejorar el tránsito intestinal, puede ser usada cuando te encuentres con fuerte estreñimiento.

Por otro lado, para mejorar el tránsito intestinal o simplemente mantener el sistema digestivo activo y si no posees problemas con algunas semillas, puedes incluir dentro de **EL PLAN BENDECK©** semillas de chía o linaza entre 2 a 4 veces por semana en una cantidad de 2 a 3 cucharadas.

He tenido el placer y la dicha de ver cómo muchas personas con problemas de estreñimiento se han visto mejoradas sustancialmente en corto tiempo de este problema, sólo por incluir esta bebida y/o la chía o linaza en su alimentación.

- Delgados o ectomorfos

Si deseas incrementar masa magra, no olvides tu alimentación rica en proteínas, grasas saludables, pero también tener en cuenta la cantidad de carbohidratos para consumir, ya que si eres de contextura muy delgada o ectomorfo (sin barriga, abdomen plano) con un porcentaje de grasa cercano o inferior a 11%, y se te dificulta incrementar tu masa magra, te recomiendo incrementar tu ingesta de carbohidratos por día al doble de lo que marque la tabla del punto 6. Como dije antes, este tema quedará para un próximo libro.

- **EL PLAN BENDECK**© se caracteriza por una alimentación diseñada para combatir esos centímetros de más que ponen en riesgo tu salud.

Resumiendo lo anterior, quedaría de la siguiente forma, a saber:

PLAN BENDECK

C

Avena en hojuelas.
Arroz blanco o integral.
Papas fritas.
Granos: Frijoles, lentejas, garbanzos, etc.
Pan (1 porción).
Tubérculos: Papa, plátano, yuca, etc.

1

Podemos incluir, en esta parte del plato, alguna de estas tres combinaciones de alimentos:
a. Una gran porción de proteína.
b. Porción de proteína y ensalada.
c. Porción de proteína y grasas.

PROTEÍNA: Huevo, pollo, pescado, carne de res, mariscos, salchichas, chicharrón magro, atún, lomo de cerdo, carne molida.

GRASAS: Aguacate, chía, aceite de oliva, aceite de coco, aceitunas, mantequilla.

MERIENDAS: Porción de proteína, porción de aguacate, maní, pistachos, almendras, salchichas, café, jamón, queso.

DESCARGA CONTROLADA©
Se basa en suprimir el carbohidrato de tus comidas de cuatro formas diferentes:
- Parcial: al desayuno o almuerzo.
- 24: un día completo.
- ON-OFF: intermitente.
- Nocturna: a la cena y comidas posteriores.

PARA RECORDAR
Siempre la parte más pequeña del plato será el carbohidrato y la más grande la proteína

Intellectual property/propiedad intelectual: Alejandro Bendeck Guzman. **#PLANBENDECK©**

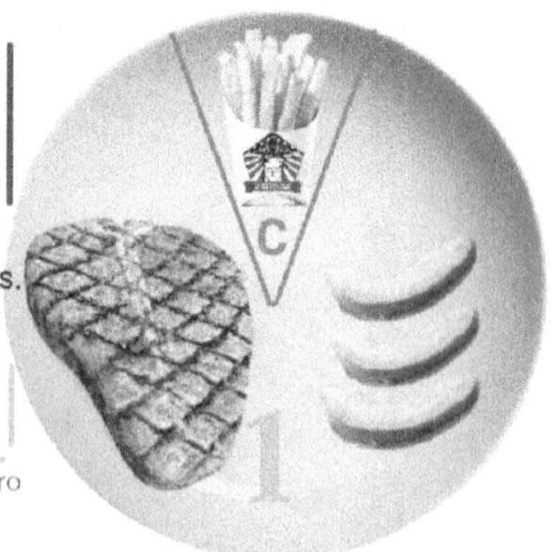

Capítulo 12

Alejo *tips*

Esto son algunos consejos o tips que he aprendido a lo largo de mi vida, comprometido con la salud y el bienestar; muchos de ellos te servirán para tu día a día:

1. Consumir gelatina sin sabor, es perfecta para reducir dolores articulares o como merienda. Es rica en proteína, particularmente rica en colágeno. Antes de tomar algún medicamento para el dolor articular, ensaya primero incluyendo en tu alimentación la gelatina sin sabor.

2. Consumir colágeno hidrolizado aproximadamente 10 a 15 gramos al día reduce sustancialmente los dolores articulares. Se pueden comprar en cualquier tienda naturista en bolsas de 250 g, 500 g o 1 kilo. También ayudará a mejorar la apariencia de la piel, cabello y uñas.

3. El caldo o sopa de hueso es también muy rico en colágeno. Puedes consumirlo también como complemento de tu alimentación. Te recomiendo no adicionarle algún alimento rico en carbohidratos, puedes usar vegetales para darle sabor. Si decides ponerle papa y lo vas a consumir en el

almuerzo, entonces cuéntalo como carbohidrato acompañado con una porción de proteína y ensalada.

4. Si sientes que tienes los músculos tensionados, sientes que no descansas bien por las noches, el magnesio es una gran opción para relajarlos. Te recomiendo utilizar citrato de magnesio. Lo venden en pastillas en tiendas naturistas o farmacias.

5. El aguacate tiene mayor contenido de potasio que el banano (banana, platanito o cambur).

6. La vitamina C tiene muchos beneficios ya conocidos, pero aparte de ellos, también tiene un papel importante en la estimulación de la producción del colágeno en nuestro cuerpo. No dejes de consumirla.

7. Comer antes de acostarse, te producirá en el mayor de los casos pesadillas, lo que no te dará un descanso placentero, trata en lo posible de comer dos o tres horas antes de ir a la cama.

8. Lo que realmente daña los riñones no es la proteína, es el exceso de carbohidratos. Mucho cuidado con el azúcar, es mortal.

9. Si después de tener una noche pasada de licor o te tomaste unas cuantas copas de vino o whisky, te recomiendo al otro día realizar una **descarga controlada**© de carbohidratos.

10. Comer el huevo entero no te afectará tus niveles de colesterol malo o triglicéridos. Cómelo con confianza.

11. No te excedas o consumas alta cantidad de endulzantes artificiales o sustitutos del azúcar, como todo en exceso dañará tu flora intestinal y te dará problemas digestivos.

12. Cuida a los niños de los alimentos que se ven bonitos y coloridos como cereales para el desayuno, gomitas de dulces o hechos de azúcar. Son adictivos y pueden llegar a subirles peligrosamente la glucosa (azúcar en sangre), esto puede desatar a futuro problemas o enfermedades asociadas al consumo excesivo de carbohidratos como sobrepeso, diabetes, caries, etc.

13. Todo ejercicio aeróbico cuenta, solamente con caminar un par de cuadras te estará ayudando a mejorar tu salud, eso sí acompáñalo con **EL PLAN BENDECK**©.

14. Si quieres comprar un buen salmón, nunca lo compres congelado o al vacío, siempre busca uno fresco con dos características: color intenso y las líneas blancas que se vean muy claras, así aseguras consumir un salmón de buen sabor.

15. Los vegetales también tienen carbohidratos y muchos contienen azúcar, por ejemplo, una cebolla de tamaño normal tiene 9 gramos de carbohidratos, de los cuales 4 gramos son azúcar.

16. Desconfía de proteínas en polvo muy baratas, y más si te dicen que son Isolate o hidrolizada, este tipo de proteínas no son económicas debido a su alta calidad. Si te encuentras con estas baratas muy posiblemente tienen materiales de rellenos o *fillers* para bajar costos y no obtendrás los

beneficios de una de buena calidad y de precio correcto. Lo barato sale caro.

17. No vayas a entrenar con el estómago lleno. Sea cual sea la actividad física, vas a tener pesadez estomacal y te faltará la energía, por lo menos espera mínimo 2 a 3 horas después de haber realizado tu ingesta. Llega a tu actividad sin hambre, pero sin pesadez. Si tienes hambre y poco tiempo para ir a ejercitarte, opta por alimentos en forma líquida para que la digestión sea más rápida. Un batido de proteína Isolate o hidrolizada 1 hora antes de hacer tu actividad estaría perfecto.

18. Siempre que vayas a realizar ejercicios del tren superior (de la cintura hacia arriba de tu cuerpo), sea cual sea el músculo para entrenar, siempre calienta el hombro, no importa que no lo vayas a entrenar ese día. Esto reduce lesiones asociadas a este músculo, créeme, la recuperación no es nada chévere, es lenta y larga.

19. Si quieres reducir considerablemente el estreñimiento o tránsito intestinal lento, incluye dentro de **EL PLAN BENDEK**©, 2 o 3 veces por semana unas 2 o 3 cucharadas de chía. Con esto mejoras de forma regular tu digestión. Puedes poner las semillas en los huevos, en una bebida, en la ensalada o simplemente tomarlas mezcladas en un vaso de agua (bébelas en el menor tiempo posible).

20. Si tienes problemas mayores de estreñimiento o tránsito intestinal lento, te sugiero mi bebida digestiva **BENDIGES**©, expuesta en el **capítulo 13.**

21. Paciencia, compromiso y actitud son las tres cosas principales que necesitas para poder adelgazar. Puedes tener el mejor plan nutricional del mundo y al mejor *coach,* pero sin esas tres cosas, nada te funcionará.

22. No decidas adelgazar por belleza o estética, toma la decisión por salud. La belleza llegará como recompensa a tu esfuerzo.

23. Los cambios de clima de una ciudad a otra, tienden a dar problemas de retención de líquidos, sientes que te hinchas un poco, sientes los pies o las manos un poco diferentes a lo normal. Ejemplo de ir de una ciudad fría a una de clima caliente. No te preocupes, el cuerpo tiende a adaptarse y a recuperar su estado normal.

24. Las mujeres cuando les llega su período menstrual, tienden a incrementar sus medidas hasta 3 cm de más debido al desbalance hormonal que en ese momento experimentan, también tienen deseos fuertes de alimentos dulces.

25. Las mujeres experimentan cambios hormonales mes a mes, por eso se les dificulta más bajar de peso con respecto al hombre (tranquila, no hay por qué temer, todo esto se puede vencer con una buena alimentación y ejercicio).

26. Absolutamente ninguna pastilla, polvo, crema o máquina en el mercado son productos milagrosos que te ayudarán a bajar de peso sin nada de esfuerzo, no creas en ese tipo de publicidad barata. Siempre debes dar lo mejor de ti en la alimentación y el ejercicio para obtener resultados esperados.

27. Si tienes problemas de obesidad o sobrepeso, no te recomiendo que trotes o corras, tus rodillas tendrán una carga extra muy dañina que te hará pasar un rato muy desagradable con el dolor y una posible lesión. Sugiero que camines o lo que es mejor, una bicicleta o una máquina elíptica, donde el impacto en dicha rodilla es mínimo. Cuando tengas el cuerpo con menor grasa, en un porcentaje seguro para ti, tendrás más agilidad que la podrás usar para iniciar a trotar progresivamente. Todo a su tiempo.

28. Para poder marcar las abdominales, basta con una buena alimentación con el fin de bajar la capa de grasa que cubre el músculo abdominal. Una rutina de ejercicios ayuda a fortalecer esa zona, pero lo que realmente hace la magia es tu plan nutricional.

29. Papel yodado y fajas térmicas no sirven para "quemar" la grasa abdominal. Puedes envolverte con 17 metros de papel tu barriga y de seguro no conseguirás nada. Qué sientas más calor no quiere decir que se está eliminando la grasa.

30. Mujer, si levantas pesas en el gimnasio, tu cuerpo NO se convertirá o parecerá al de un hombre, todo lo contrario, ayudará a tonificar y darle más simetría a su cuerpo. Abajo ese mito y a levantar buen peso.

31. Comerse un bocadillo o un banano (banana, platanito o guineo) antes o después de realizar una actividad física o entrenamiento en el gimnasio, es un error y te llena de

azúcar, que muy posiblemente te ayudará a crecer más esa barriga y las "llantas" de tu cintura.

32. Las proteínas en polvo no son esteroides anabólicos. Dichas proteínas que vemos consumir regularmente en los gimnasios, provienen, en su mayor parte, de la leche, la carne o algunas legumbres como la arveja o la soya. Cuando tu tía se escandalice y horrorice por verte consumir un rico batido de proteína, ya sabes qué responderle: es un alimento común y corriente.

33. Ten una meta clara hacia dónde quieres llevar tu cuerpo, no te compares con fotos de deportistas o te obsesiones con un cuerpo que viste en Instagram o en Google. Busca la mejor versión de ti, siéntete orgulloso de tus resultados. Cada día cuenta.

34. Cuando inicias en el gimnasio y con el pasar del tiempo, empiezas a observar cambios en tu cuerpo, notarás que hay músculos que se desarrollan menos que otros, también llamados "músculos problema". Esto se corrige entrenándolo con más frecuencia y peso que el resto, no quejándote por tu genética, aunque ella influye, el ejercicio puede corregir esto en la gran mayoría de los casos. Ejemplo: si el hombro no crece o "se queda" en el desarrollo con respecto a los demás, ya sabes cuál es el problema: el entreno.

35. Sí, puedes sustituir una comida por un batido de proteína o tomarlo como merienda así sea que no te ejercites.

36. El celular en el gimnasio es el peor enemigo para transformar tu cuerpo. Reproduce tu música preferida y

motivadora, pero olvídate de él. Las "selfies" para el final por favor, y no durante el ejercicio.

37. Comer poco no significa que vayas a "bajar de peso" y adelgazar, todo lo contrario, terminarás enfermo y con la misma grasa acumulada. Hay que alimentarse de manera correcta durante todo el día, no privarse del alimento. Hay que saber comer, no comer poco como "pajarito".

38. Cuando entrenes piernas, utiliza tenis o zapatillas de suela baja para mejorar la estabilidad en tu cuerpo y cuando trotes o camines usa tenis de suela gruesa y acolchonada para reducir el impacto en tus articulaciones.

39. El azúcar blanca o morena (también llamada rubia) son igual de dañinas. Nos han vendido la morena como saludable, pero eso es falso.

40. Recuerda que una mala alimentación destruye tu organismo. El exceso de carbohidratos aumentan el riesgo de contraer sobrepeso y obesidad, y estas a su vez, desencadenan otras enfermedades como: hipertensión, diabetes tipo 2, síndrome metabólico, entre otros. ¡Cuídate!

41. Si eres una persona apasionada con el gimnasio, con trotar, escalar o algún deporte en particular, ten en cuenta que entrenar no solo es lo importante, el descanso lo es mucho más. Durante el descanso nuestro cuerpo se regenera y se produce el crecimiento muscular. Descansa plenamente. Un cuerpo sin descanso tiende a enfermarse.

42. Entrenar los siete días a la semana es un error muy grande, recuerda que el cuerpo necesita recuperarse, dale un poco

de tranquilidad a tus músculos no te sobreentrenes, más no siempre será mejor, todo tiene su equilibrio y el cuerpo aún más.

43. No te excedas con el alcohol. Mala idea es salir de rumba o beber alcohol en la noche para luego ir al siguiente día a entrenar, no vas a rendir igual. Tu metabolismo está desintoxicándose y esto acarrea un gran trabajo, no le exijas más con una actividad física. Dale descanso.

44. Un café cargado, sin azúcar, 30 minutos antes de una actividad física es el mejor preentreno. Estimula tu sistema nervioso, tu resistencia y energía. Si eres una persona sana o no padeces alergia al café o hipersensibilidad, puedes consumirlo sin problemas.

Capítulo 13

Recetas para principiantes

Este capítulo está dedicado a todas esas personas que han creído en la efectividad de **EL PLAN BENDECK©** y en la proteína **25 PROTEIN**, muchas de estas recetas son de mi autoría, pero algunas de ellas fueron hechas por esas queridas personas que ahora disfrutan de una vida más saludable que en su proceso de perder grasas, inventaban platos ricos y 100% saludables. A todos, infinitas gracias.

1. BENDIGES©: bebida digestiva

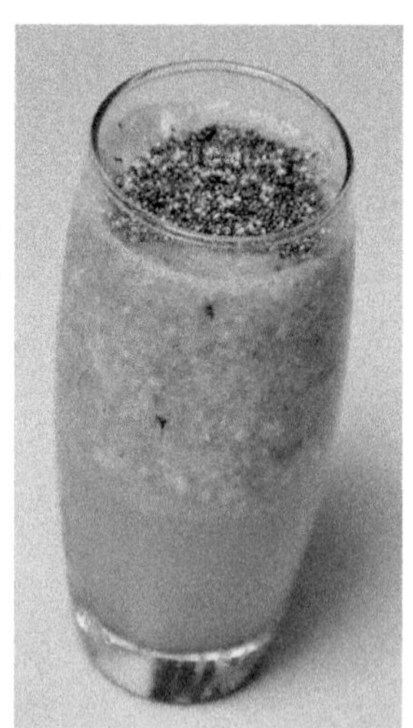

Una persona. Dos tomas.

Esta bebida fue desarrollada por mí con el fin de reducir o eliminar el estreñimiento.

Esta bebida ayuda a evacuar de manera eficaz.

• **Ingredientes**

- 3 cucharadas de linaza pura molida.
- 2 cucharadas de jugo de limón.

- 1 cucharada de chía. Incluirla al final después de licuar.

- 1 apio (tallo).

- 2 vasos de agua (500 ml).

- 45 g de taza de perejil.

- 45 g de cilantro.

Cocinar primero el perejil con los dos vasos de agua, dejar hervir y enfriar. Luego incorporar en la licuadora con los demás ingredientes, excepto la chía. Adicionar al final las semillas de chía, mezclar y consumir inmediatamente.

2. SUPER-P©: helado de proteína

Dos personas.

- **Ingredientes**

- 2 *scoops* (cuchara dosifi-cadora) de proteína en polvo marca 25 Protein.

- 8 oz de leche de almendras sin azúcar. Previamente congelada del día anterior.

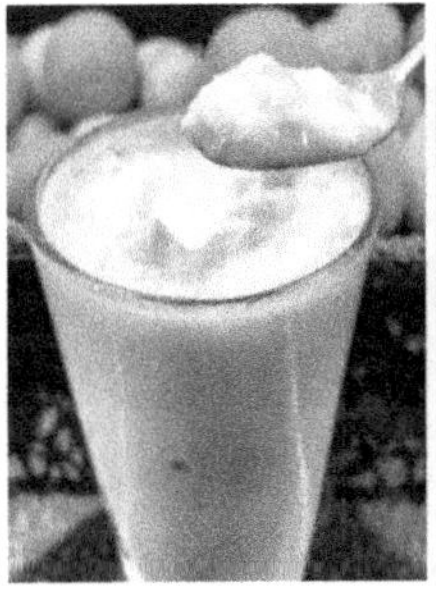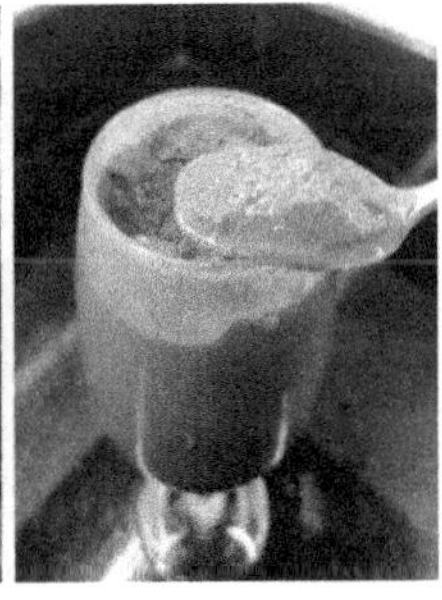

- ½ cucharadita de estevia o sucralosa.

- 1 cucharadita de aceite de coco.

Con una procesadora o licuadora mezclar todos los ingredientes hasta quedar una consistencia homogénea granizada. Te recomiendo que pares y muevas la mezcla, repite cuantas veces sea necesario hasta obtener la consistencia de helado (esto se realiza porque la leche de almendras se encuentra congelada y se hace más difícil procesarla). Con esto aseguras convertir todo en una mezcla homogénea y uniforme.

Nota: también puedes mezclarlo con una cucharada de cocoa en polvo.

3. Vina-great©: vinagreta de mostaza

Una persona.

Prepara una ensalada con tus ingredientes preferidos, pero una buena y rica ensalada debe estar acompañada de una buena vinagreta. Te presento la mejor.

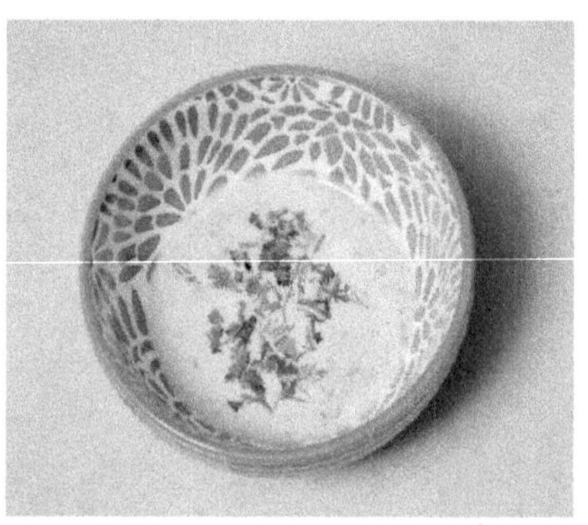

Tendrás una vinagreta que aportará proteína sin descuidar el mejor sabor.

- **Ingredientes**

- 1 cucharada de mostaza.

- ½ taza de cilantro picado.

- ¼ taza de perejil picado.

- ¼ taza de vinagre blanco.

- 1 zumo de un limón.

- Una pisca de pimienta molida y un poco de sal del Himalaya.

Mezclar todo hasta homogenizar la mezcla.

Servir sobre la ensalada preparada al gusto.

4. NEYID®: torta de proteína

4 personas.

Estás frente a una torta sin harinas, sólo muy rica en proteína y grasas saludables. Aporta colágeno y fibra. No te arrepentirás de probarla sin sentimientos de culpa, ya que su contenido de carbohidratos es casi cero por porción. Así como lo oyes.

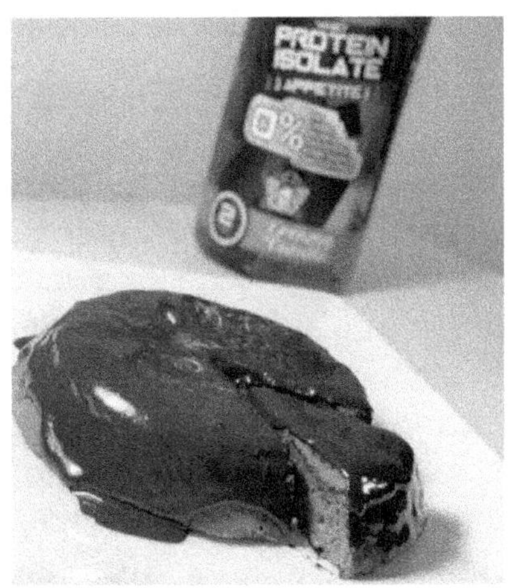

• Ingredientes

<u>Para la masa:</u>

- 2 *scoops* (cuchara dosificadora) de proteína en polvo marca 25 Protein.

- 3 cucharaditas de cacao en polvo (sin azúcar).

- ½ cucharadita de polvo de hornear.

- 10 gotas de estevia orgánica líquida.

- 2 cucharadas de mantequilla dc maní natural (sin azúcar adicionada).

- ½ taza de leche de almendras sin azúcar.

- 1 cucharadita de mantequilla.

<u>Para la cobertura:</u>

- 1 sobre de gelatina sin sabor.

- 2 cucharadas de cocoa en polvo sin azúcar.

- 100 mililitros de leche de almendras sin azúcar.

- 1 ½ cucharadita de estevia.

- 1 cucharadita de esencia de vainilla.

Masa: se mezclan todos los ingredientes en un recipiente hondo, combinar vigorosamente incorporando la leche de almendras hasta obtener una mezcla ni muy dura ni muy líquida, cuando ya se obtenga la mezcla correcta, llevar al horno microondas por 3 minutos. Verificar si está completamente cocinada, introduciendo un cuchillo y viendo si sale limpio, si lo está ya la masa está perfecta, si no dejarlo 1 o 2 minutos más en el microondas.

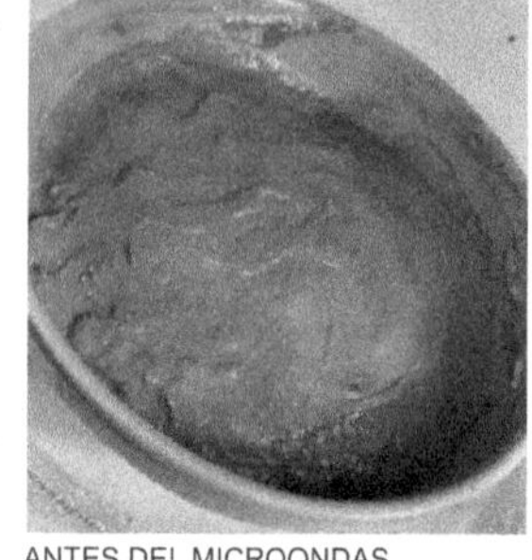

ANTES DEL MICROONDAS

Cobertura: mezclar todo a fuego lento, hasta integrar completamente todos los ingredientes. Lo importante es mantener una mezcla con cuerpo, que no quede muy líquida, si ves que la mezcla se pone muy espesa, adicionar un poco más de leche de almendras, solo un poco. Dejar reposar dos minutos.

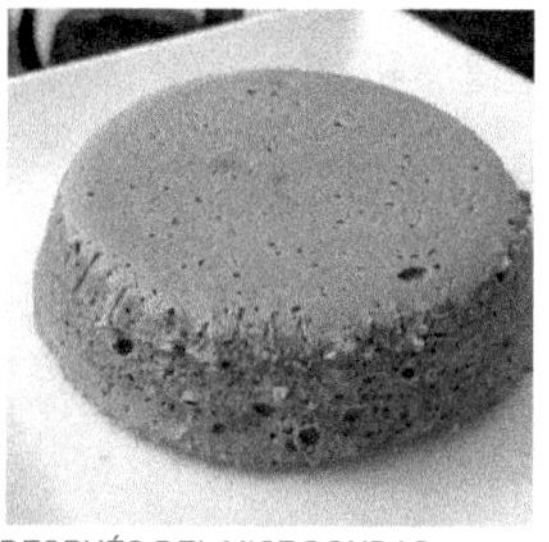

DESPUÉS DEL MICROONDAS

Colocar en un plato la masa ya cocinada y esponjosa para luego cubrir con nuestra cobertura. Llevar y conservar en la nevera. También puedes hacerla sin la cobertura.

¡Disfruta!

5. PAN-P®: pan tipo hamburguesa de proteína y fibra

1 persona.

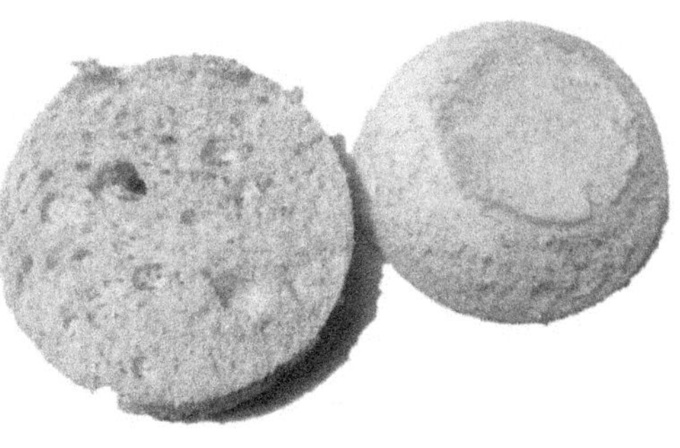

Con este maravilloso pan de proteína podrás comer hamburguesas sin preocuparte por los carbohidratos que te engorden. Un pan sin harina de trigo o similares, muy limpio y con el mejor sabor para acompañar tus mejores momentos. Come sin culpa alguna, mientras disfrutas del mejor sabor.

• Ingredientes

- ½ *scoop* (cuchara dosificadora) de proteína en polvo marca 25 Protein.

- 1 huevo entero.

- 1 cucharadita de mantequilla Ghee.

- ½ cucharadita de polvo de hornear.

- 1 pizca de sal.

Verter y mezclar uniformemente todo en una taza, escoge una ancha tipo tazón para darle forma de pan de hamburguesa cuando termine su cocción. Llevar al horno microondas entre 3 a 5 minutos, hasta observar que la mezcla esponje.

Desmoldar de la taza, dejar enfriar un poco y cortar por la mitad.

Ya puedes armar una perfecta hamburguesa con un perfecto pan.

6. Helado de aguacate y 25 PROTEIN

2 personas.

Delicioso helado rico en grasas saludables y proteína, perfecto como postre.

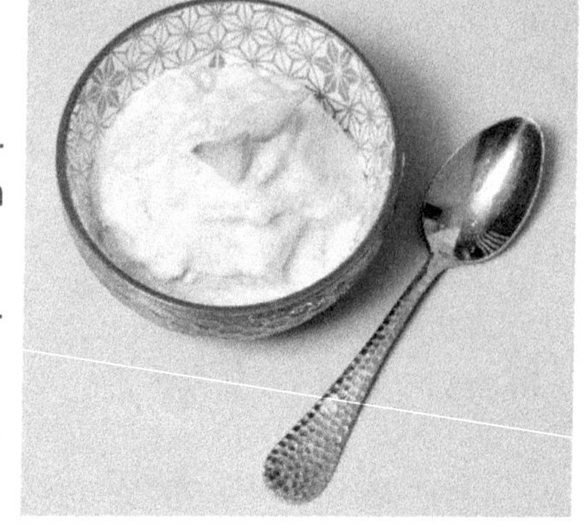

- **Ingredientes**

- 1 *scoop* (cuchara dosificadora) de proteína en polvo marca 25 Protein.

- 200 ml de leche de almendras sin azúcar.

- ½ aguacate tamaño normal.

Licuar e integrar todos los ingredientes y formar una mezcla homogénea.

Llevar al congelador por 2 horas y media. Puedes servirlo en una taza o un plato pequeño de postre.

7. *PANCAKE-CERO*©: *pancakes* de proteína, 0% carbohidratos simples

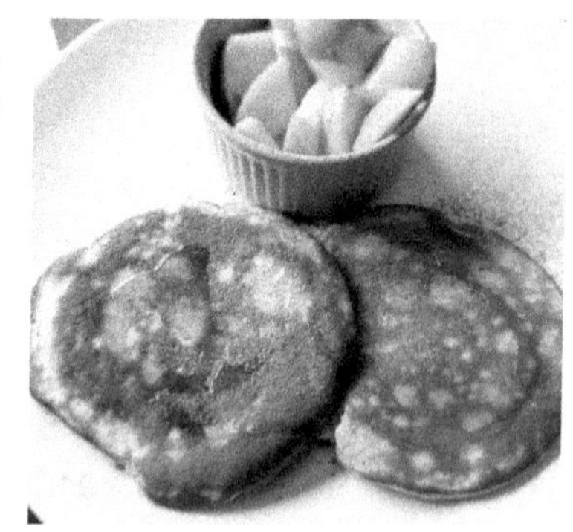

1 persona.

Te presento un *pancake* delicioso, de excelente textura. 100% proteína Isolate, usamos la mejor: **25 PROTEIN**. Es un *pancake* que podrás comer a cualquier hora, sea en el día o como cena, ya que solo aporta proteína y fibra.

- **Ingredientes**

- ½ *scoop* (cuchara dosificadora) de proteína en polvo marca 25 Protein.

- 1 huevo entero.

- 1 cucharadita de polvo de hornear.

- Canela al gusto.

Mezclar uniformemente y cocinar en sartén de teflón a fuego lento.

Disfruta de esta maravilla, libre de remordimientos.

8. MIROSLABA®. Pizza al gusto con masa de proteína 0% carbohidratos simples y 0% harinas

1 persona.

Una masa de pizza que puedes comer a cualquier hora sea de día o de noche, no tendrás remordimientos al comer esta deliciosa pizza muy rica y funcional. No contiene harinas de ningún tipo como de trigo, avena u otra similar, así que no aportará carbohidratos que te engorden.

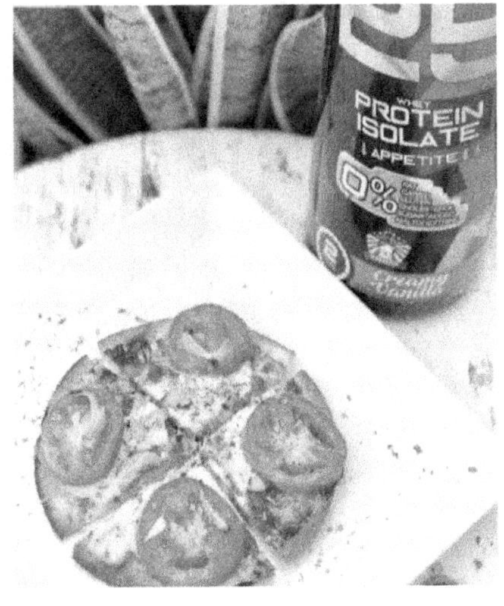

- **Ingredientes para la masa**

- ½ *scoop* (cuchara dosificadora) de proteína en polvo marca 25 Protein.

- 1 huevo entero.

- 1 cucharadita de mantequilla Ghee.

- ½ cucharadita de polvo de hornear.

- 1 pizca de sal.

- **Ingredientes para la pizza**

- Aquí podrás jugar con tu imaginación agregándole lo que más te guste como: cebolla, tomate, jamón, queso, peperoni, champiñones o pollo desmenuzado (previamente cocinado).

Masa

Mezclar vigorosamente todos los <u>ingredientes para la masa</u> hasta formar una mezcla homogénea, luego, en un sartén de teflón poner un poco de mantequilla y después la mezcla. Cocinar a fuego lento durante unos minutos hasta que dicha mezcla se cocine y tome cuerpo, posteriormente terminar de cocinarla agregándole primero la pasta de tomate, el queso y demás ingredientes al gusto como cebolla, jamón, etc.

Luego de adicionar los <u>ingredientes para la pizza</u> preferidos a la masa casi cocinada, colocarle una tapa al sartén hasta que el queso se derrita y la masa quede tostada. En ese momento la pizza estará lista para comer.

Anotación

- Pasta de tomate natural: tomar 2 tomates rojos y cocinarlos en agua hasta que estén lo suficientemente blandos para poder pelarlos (retirar completamente la piel). Luego en una licuadora o procesadora, colocar los tomates cocidos y pelados con una pizca de pimienta, un toque de orégano, una pizca de sal y 1 cucharadita de aceite de oliva, hasta obtener una pasta de tomate consistente.

Algunas ideas de pizzas

- Pizza de tomate, cebolla y orégano.

- Pizza de pollo desmenuzado y champiñones.

- Pizza de jamón y queso.

- Pizza de peperoni.

Capítulo 14

Ejemplos de cómo armar tu plato siguiendo EL PLAN BENDECK©

Después de la teoría, llega la práctica. Es importante cumplir uno de los principios fundamentales de **EL PLAN BENDECK©**, el más importante: *"educar el ojo"*.

Con estos ejemplos, a continuación te daré bases sólidas, con fotos de platos regulares para tu día a día, así podrás cocinar, pedir un domicilio o ir a un restaurante y aplicar el plan nutricional teniendo esto como base. Te menciono algunos ejemplos, de igual forma podrás jugar con tu imaginación, a saber:

- **Desayuno**

- *Opciones 1, 2 y 3:* desayuno sin carbohidratos. Huevos, queso, café sin azúcar o estevia y/o salchicha. Estas opciones son ideales para realizar **Descarga controlada©**

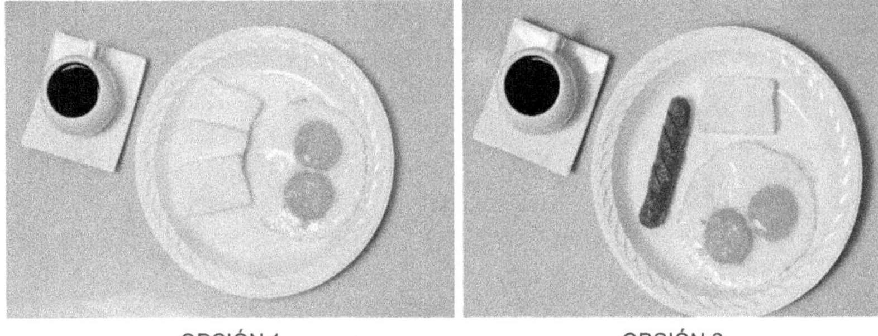

OPCIÓN 1   OPCIÓN 2

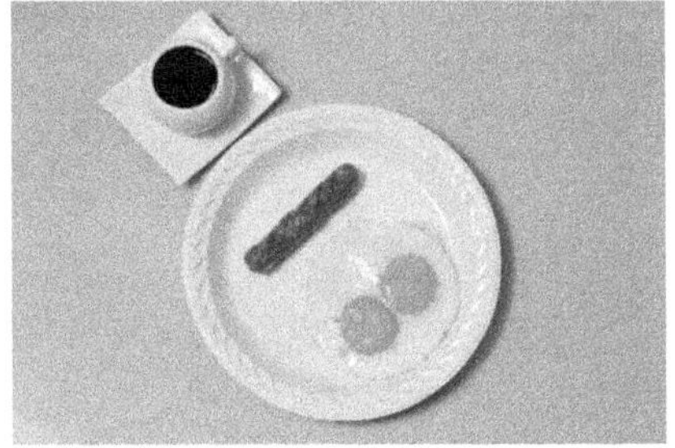

OPCIÓN 3

- ***Opción 4:*** huevos (la cantidad de huevos, depende de tus necesidades, lo importante es que quedes satisfecho), 3 tostadas pequeñas (carbohidratos) y té natural caliente.

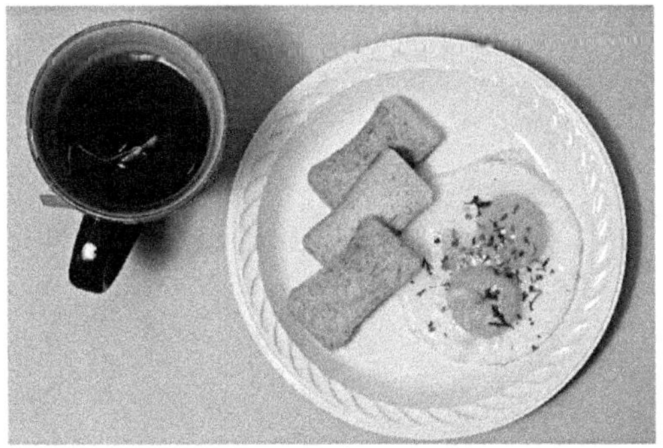

OPCIÓN 4

- ***Opción 5:*** delicioso desayuno con té natural caliente, aguacate (grasa saludable), arepa de chócolo (carbohidrato) y huevos (proteína). La cantidad de ellos, depende de tus necesidades.

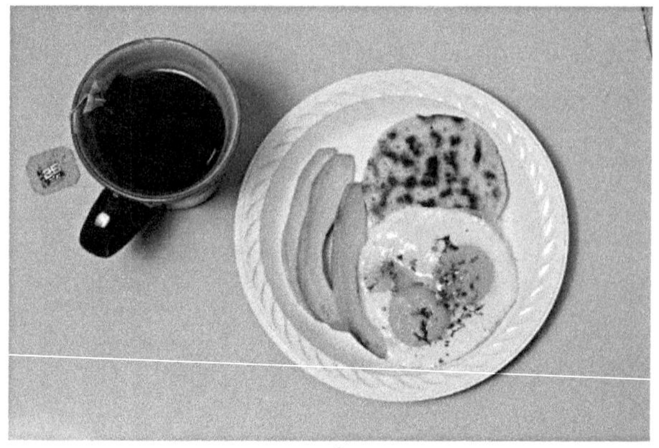

OPCIÓN 5

- **Almuerzo.**

- ***Opción 6:*** delicioso almuerzo con pechuga gratinada (200 g), aguacate, arroz blanco (100 g) y té natural frío.

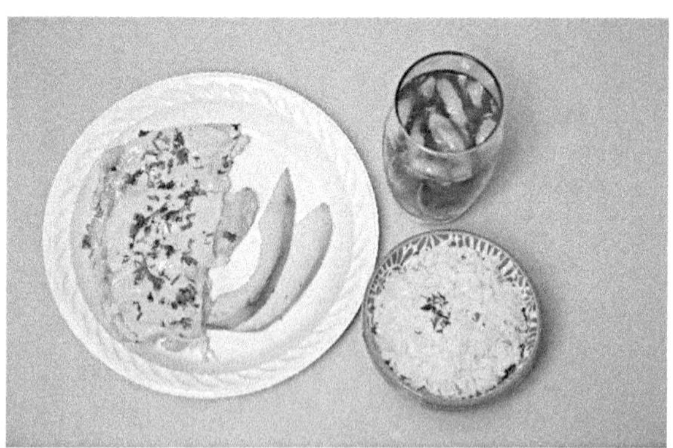

OPCIÓN 6

- ***Opción 7:*** almuerzo rico en proteína proveniente de la pechuga de pollo y la chía, aguacate (grasas saludables) y té frío natural de bolsita. Para prepararlo es muy sencillo, sólo cortas las pechugas en largas tiras, luego bates un huevo en una taza para bañar a las pechugas, después procedes a empanizarlas o apanarlas con la chía. Se llevan al horno entre 15 a 25 minutos, y listo.

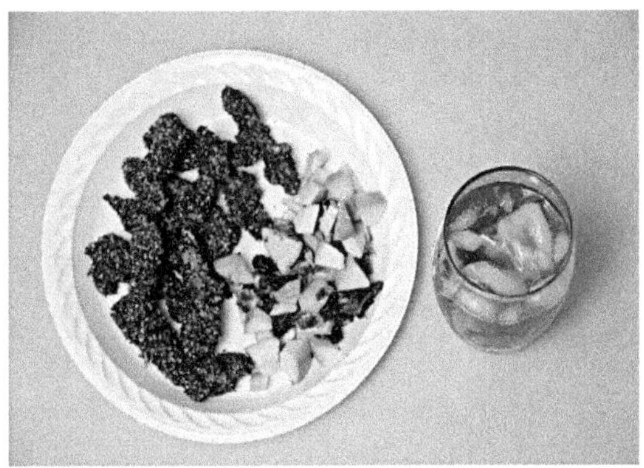

OPCIÓN 7

- ***Opción 8:*** pechuga de pollo gratinada (200 g) con queso campesino, pastas (60 g) y agua fría.

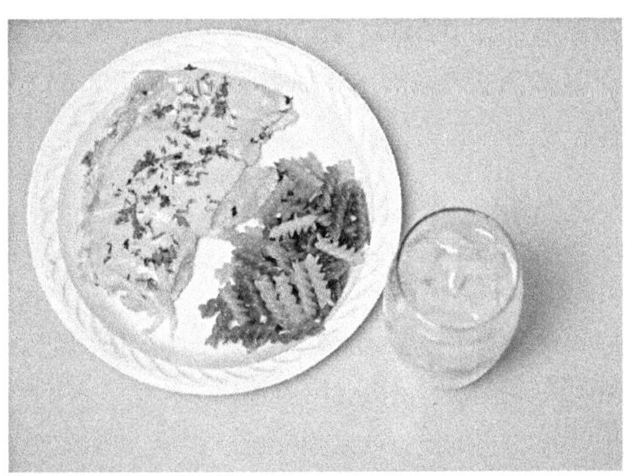

OPCIÓN 8

- ***Opción 9:*** atún, ensalada verde con lechuga y aguacate, arroz blanco (100 g) y agua fría.

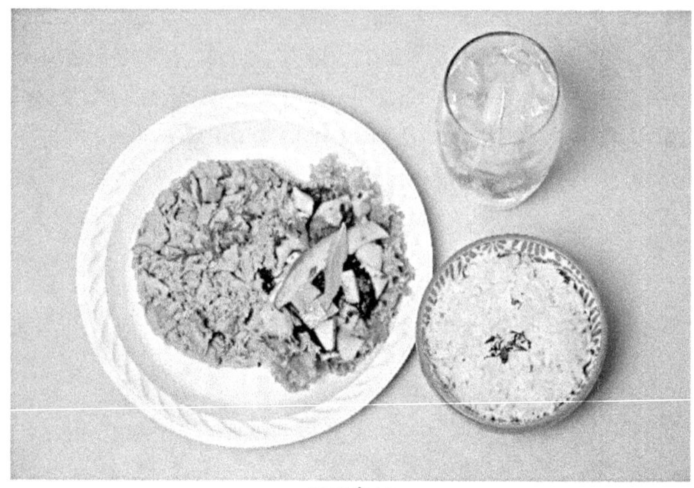

OPCIÓN 9

- **Cena**

Llegamos a un punto muy importante, al igual que las demás comidas del día, la cena también lo es. Esta parte de nuestro día se caracteriza porque vamos a consumir alimentos ricos en proteínas, pero no carbohidratos. La ensalada sería opcional.

- ***Opción 10: sólo proteína + bebida.*** Ejemplo: una porción de carne de res y limonada sin azúcar o endulzada con estevia.

- ***Opción 11: proteína + ensalada + bebida***. Ejemplo: atún, ensalada y té helado natural sin azúcar.

- *Opción 12*: **proteína sólida o líquida**

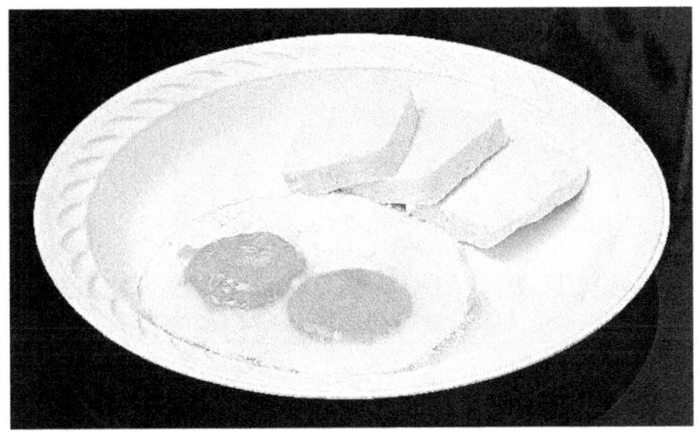

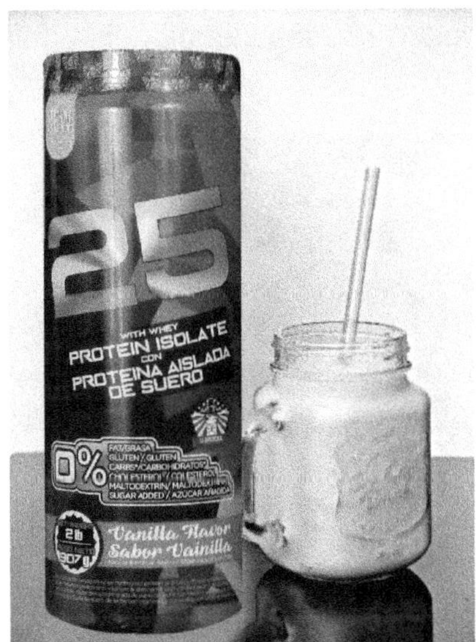

BATIDO DE PROTEÍNA

Inicialmente, no comeremos carbohidratos en la noche. Sí podrás consumirlos, pero teniendo presente las indicaciones que di en el **capítulo 11.**

Capítulo 15

Algunos testimonios de éxito
de EL PLAN BENDECK©

Presento algunos testimonios de personas que quisieron mostrarle al mundo sus resultados conseguidos con **EL PLAN BENDECK©**.

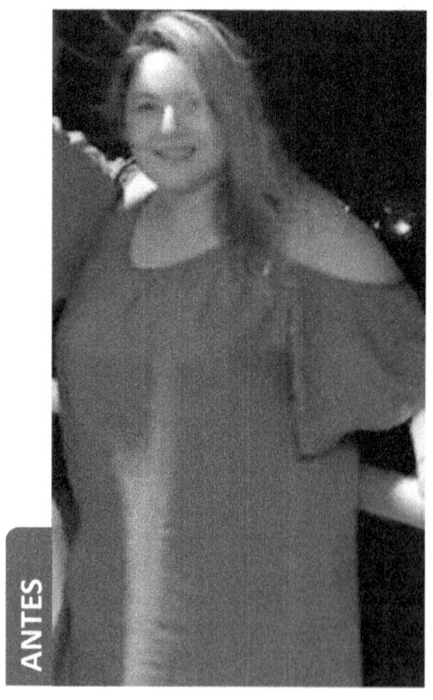

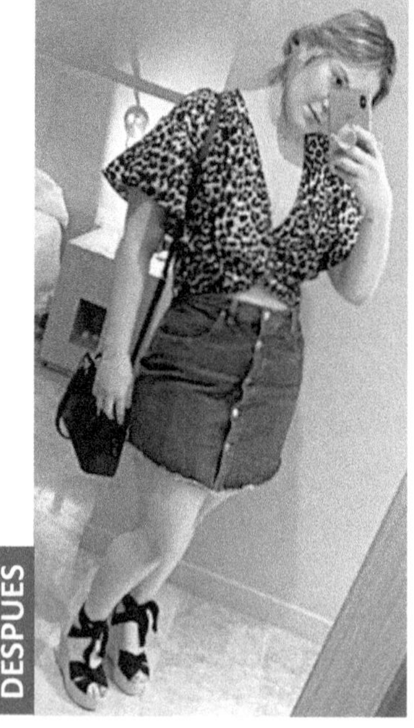

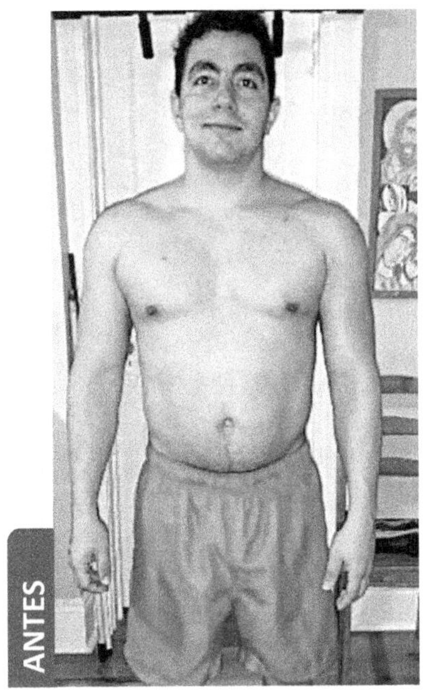
ANTES

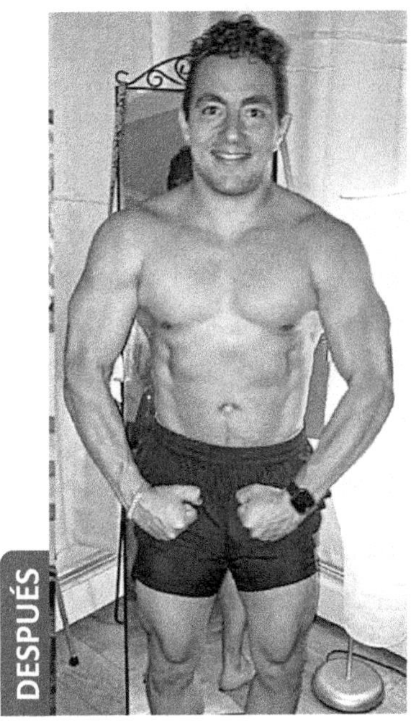
DESPUÉS

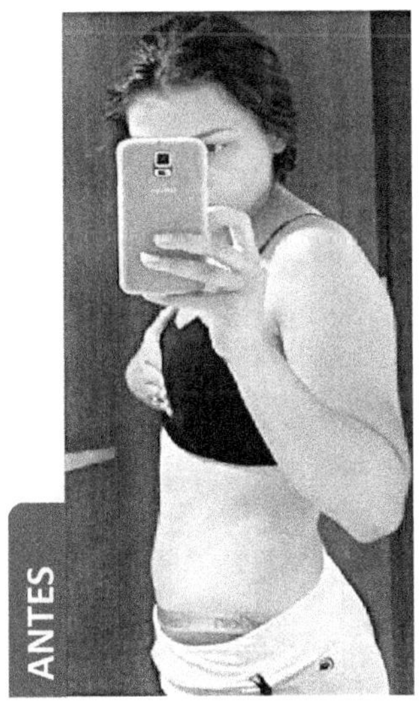
ANTES

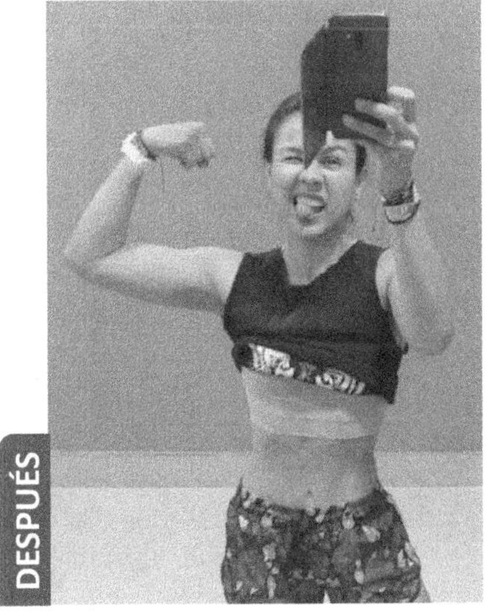
DESPUÉS

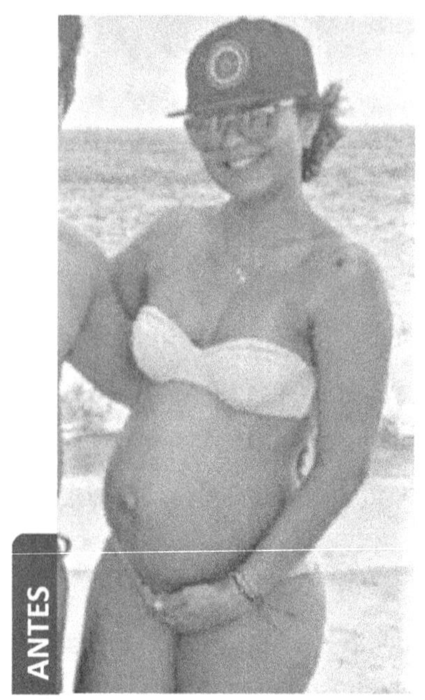
ANTES

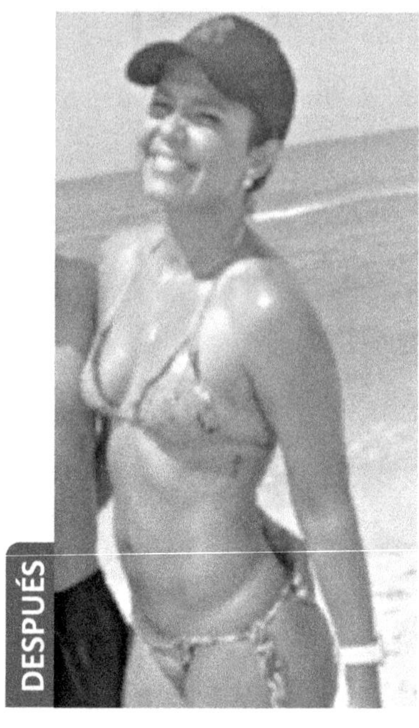
DESPUÉS

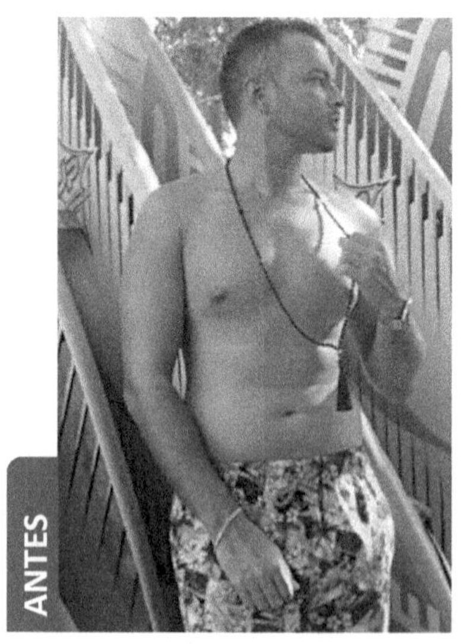
ANTES

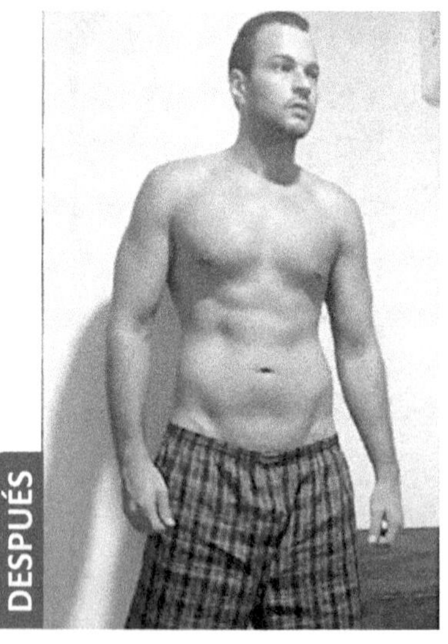
DESPUÉS

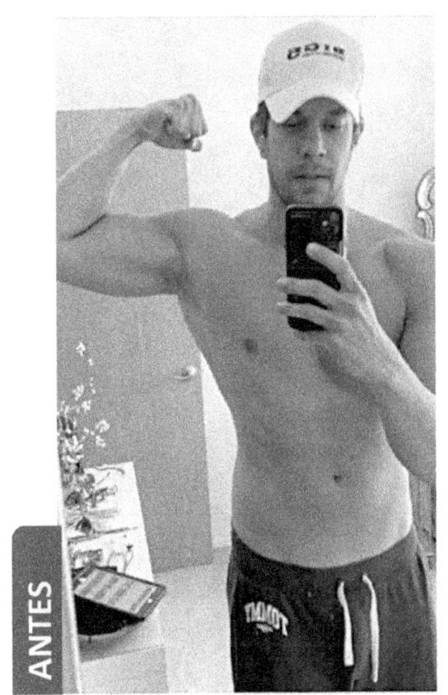
ANTES

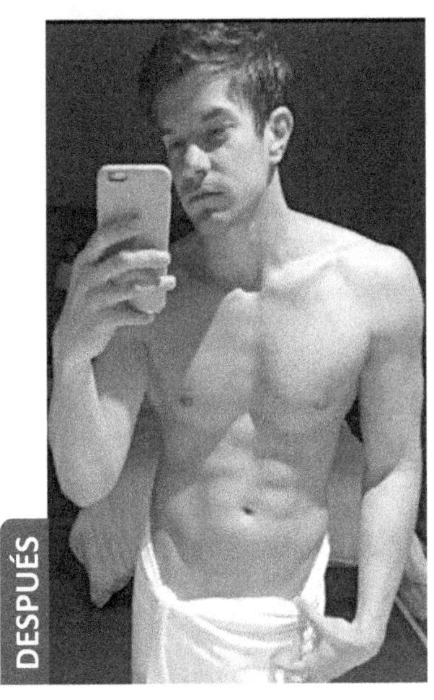
DESPUÉS

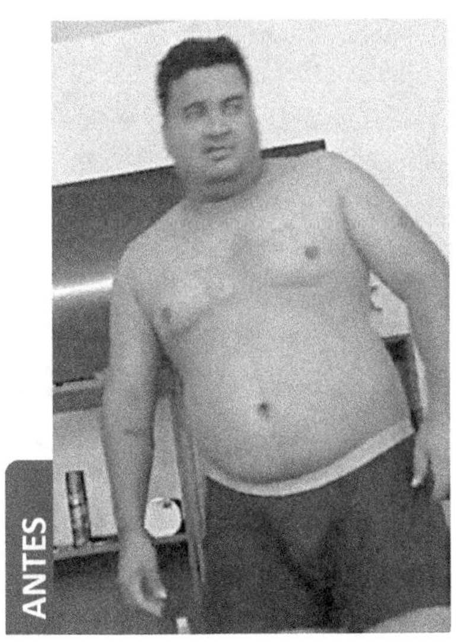
ANTES

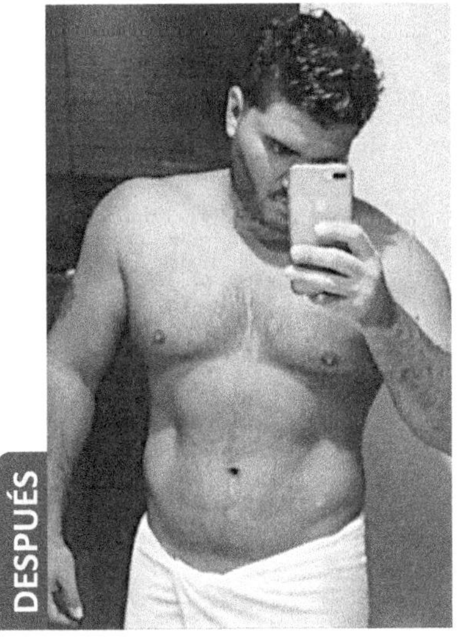
DESPUÉS

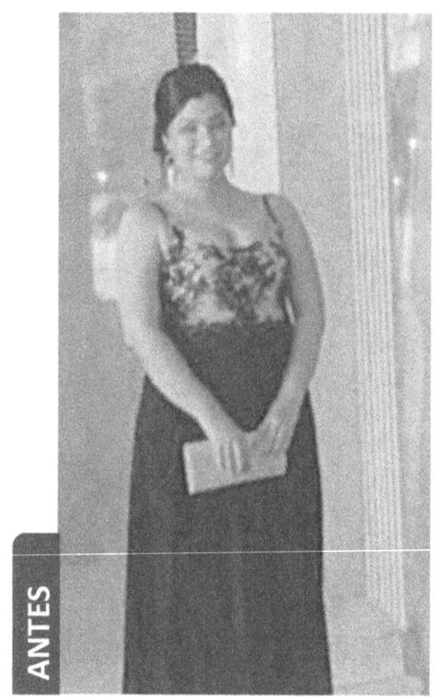
ANTES

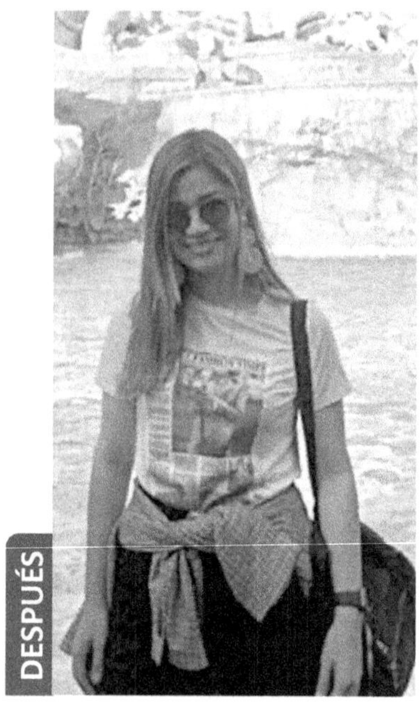
DESPUÉS

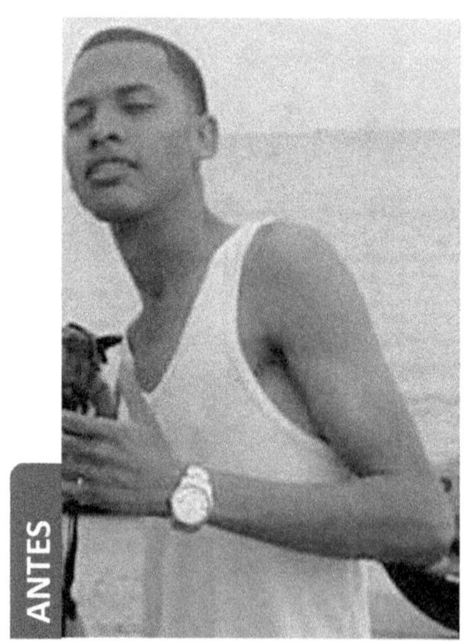
ANTES

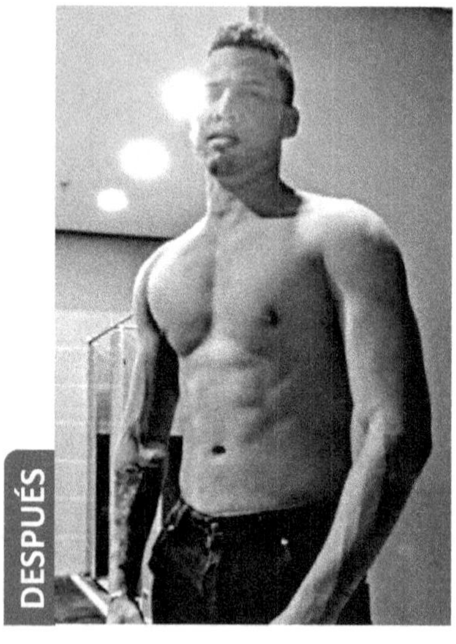
DESPUÉS

No podía cerrar este capítulo sin mostrar lo que **EL PLAN BENDECK**© hizo en mí.

La primera foto de 2009 fue como siempre fui, una persona muy delgada, un ectomorfo que comía muchísimo y no subía de peso, llevaba una alimentación desbalanceada, aunque debo confesar que, en ese momento, no era consciente de cómo realmente tenía que comer, tenía muy claro el tema deportivo, ya que había iniciado hace años atrás el gimnasio, pero me alimentaba "sin pensar en un mañana", no conocía cómo llevar un plan nutricional que se adaptara a mis necesidades.

Un día, a finales de 2014, me levanté queriendo cambiar mi cuerpo y ser "musculoso", entonces quise subir de peso y masa magra (incrementar mis músculos), busqué por internet, pregunté mucho a entrenadores y simplemente "me dejé llevar", llegando incluso a autosuplementarme con productos que no eran adecuados para mí (en ese momento no lo sabía).

Logré en 2015 subir de peso, pero infortunadamente en grasa, mi cuerpo se deformó completamente y no fue hasta esa foto tomada en un paseo a una isla llamada Cholón, en Cartagena, que pude darme cuenta de que había cometido un error garrafal. Fue cuando inicié, en ese mismo año, a diseñar y a desarrollar **EL PLAN BENDECK**©.

A las siguientes semanas y meses, APLIQUÉ EN MÍ, siendo mi propio conejillo de indias, mi plan nutricional (en borrador aún), semana a semana y poco a poco fui afinando la alimentación, hasta llegar donde pude conseguir una nutrición correcta y flexible, que me ayudara a lograr mi objetivo final. Luego de muchos ensayos en mi propio cuerpo, pude alcanzar mi meta y crear un plan que ayudara a todos a lograr mejorar su calidad de vida, su autoestima y su salud. Hoy puedo decir: ¡lo logré!

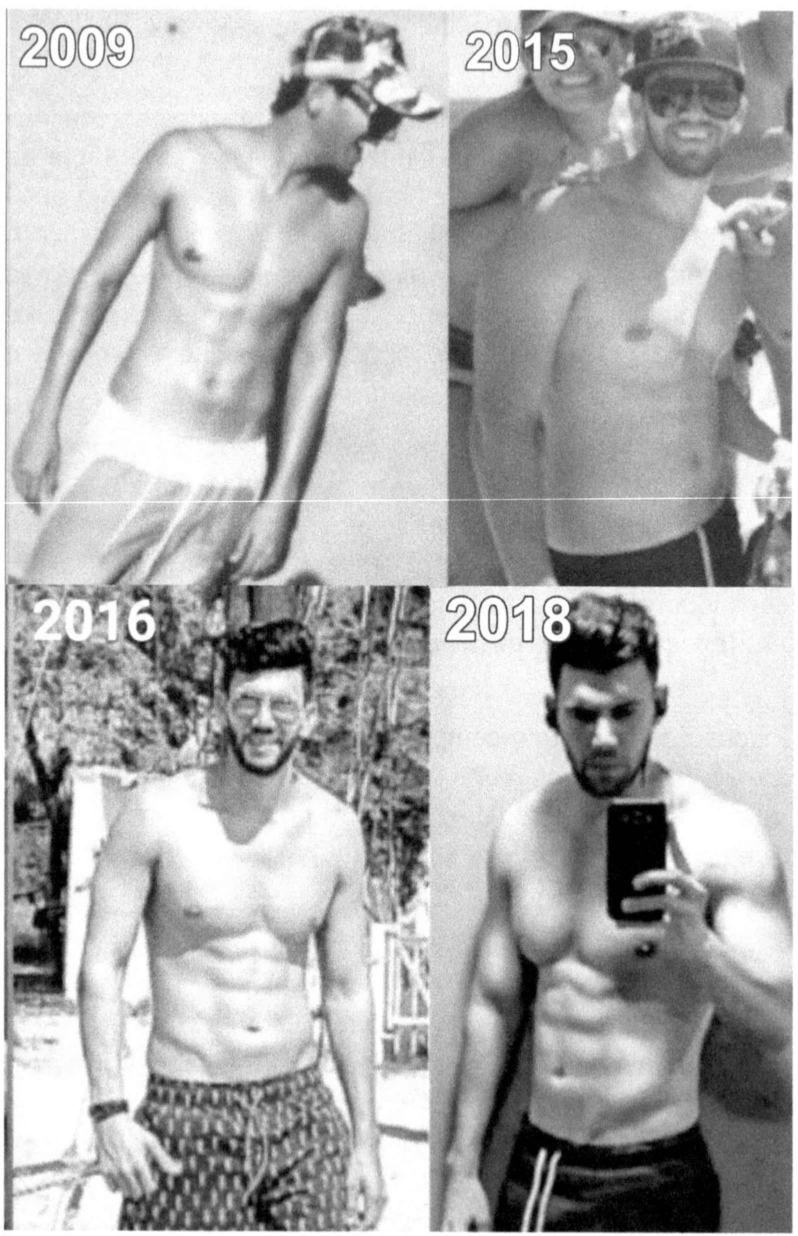

2009
2015
2016
2018

Referencias

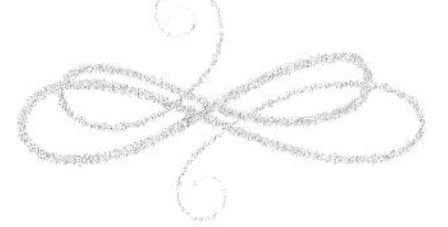

1. Martínez Ruiz, M. y Rubio, G. (Dirs.). (2002). *Manual de drogodependencias para enfermería.* https://bit.ly/319KV5X.

2. Instituto Nacional del Cáncer de EE. UU. (2018). *Alcohol y el riesgo de cáncer.* Cancer.gov. https://bit.ly/324jRnS.

3. Cogliano, V. J., Baan, R., Straif, K., Grosse, Y., Lauby-Secretan, B., El Ghissassi, F., Bouvard, V., Benbrahim-Tallaa, L., Guha, N., Freeman, C., Galichet, L., y Wild, C. P. (2011, 21 de diciembre). Preventable exposures associated with human cancers. *JNCI, Journal of the National Cancer Institute, 103*(24), 1827-1839. https://doi.org/10.1093/jnci/djr483.

4. National Cancer Institute. (2018). *Alcohol and cancer risk.* Cancer.gov. https://www.cancer.gov/about-cancer/causes-prevention/risk/alcohol/alcohol-fact-sheet.

5. Martínez Ruiz, M. y Rubio, G. (Dirs.). (2002). *Manual de drogodependencias para enfermería.* https://bit.ly/319KV5X .

6. MedlinePlus. (2018). *Fibra soluble vs. insoluble.* https://medlineplus.gov/spanish/ency/article/002136.htm.

7. Chutkan R., Fahey, G., Wright, W. L. y McRorie, J. (2012, agosto). Viscous versus nonviscous soluble fiber supplements: mechanisms and evidence for fiberspecific health benefits. *Journal of the American Academy of Nurse Practitioners, 24*(8), 476-487. http://doi.org/f358qh.

8. Anderson, J. W., Baird, P., Davis Jr., R. H., Ferreri, S., Knudtson, M., Koraym, A., Waters, V. y Williams, C. (2009, abril). Health benefits of dietary fiber. *Nutrition Reviews, 67*(4), 188-205. https://doi.org/10.1111/j.1753-4887.2009.00189.x.

9.   García Peris, P. (2004). *La fibra en la alimentación. Ámbito Hospitalario.* https://bit.ly/317pdzm.

10. Sánchez Almaraz, R., Martín Fuentes, M., Palma Milla, S., López Plaza, B., Bermejo López, L. M. y Gómez Candela, C. (2015). Indicaciones de diferentes tipos de fibra en distintas patologías. Revisión. *Nutrición Hospitalaria, 31*(6), 2372-2383. https://dx.doi.org/10.3305/nh.2015.31.6.9023.

11. Abilés, J. (2016). *Unidad de Nutrición. Hospital Costa del Sol. Robin Rivera Irigoin. Servicio de Aparato Digestivo.* Fundación Española del Aparato Digestivo (FEAD).

12. Dávila, C. (s. f.). *Fundación Española del Aparato Digestivo.*

13. Organización Mundial de la Salud [OMS]. (2017). *Enfermedades diarreicas.* https://www.who.int/es/news-room/fact-sheets/detail/diarrhoeal-disease.

14. National Institutes of Health [NIH]. (2016). *National Institute of Diabetes and Digestive and Kidney Diseases (NIDDK).* https://bit.ly/3hknTP6.

15. Mayo Clinic. (2018). *Fibra dietética: esencial para una dieta saludable.* https://mayocl.in/3aCrd5R.

16. Díaz-Ufano, M. L. (2011). *Atención primaria de calidad. Guía de buena práctica clínica en alimentos funcionales. Alimentos funcionales y regularidad intestinal. El papel de la fibra.* International Marketing Communication.

17. MedlinePlus. (s. f.). *Diverticulosis y diverticulitis.* https://medlineplus.gov/spanish/diverticulosisanddiverticulitis.html.

18. Escudero Álvarez, E. y González Sánchez, P. (2006). La fibra dietética. *Nutrición Hospitalaria, 21*(Supl. 2), 61-72. http://scielo.isciii.es/pdf/nh/v21s2/original6.pdf.

19. Sheldon, W. H. (1954, 10 de diciembre). Atlas of Men. A guide for somatotyping the adult male at all ages. *Science, 120*(3128), 980-981. https://doi.org/10.1126/science.120.3128.980

20. Shake, C. L., Schlichting, C., Mooney, L. W., Callahan, A. B. y Cohen, M. E. (1993). Predicting percent body fat from circumference measurements. Military Medicine, 158(1), 25-31. https://apps.dtic.mil/dtic/tr/fulltext/u2/a268695.pdf

21. Shils, M. E., Olson, J. A. y Shike, M. (1994). *Modern nutrition in health and disease.* Lippincott Williams & Wilkins.

22. Winter, Y., Pieper, L., Klotsche, J., Riedel, O. y Wittchen, H. U. (2016, mayo). Obesity and abdominal fat markers in patients with a history of stroke and transient ischemic attacks. *Journal of Stroke and Cerebrovascular Diseases, 25*(5), 1141-1147. https://doi.org/10.1016/j.jstrokecerebrovasdis.2015.12.026

23. Winkler, T. W., Justice, A. E., Graff, M., Barata, L., Feitosa, M. F., Chu, S. *et al.* (2015). The influence of age and sex on genetic associations with adult body size and shape: a large-scale genome-wide interaction study. *PLoS Genet, 11*(10), e1005378. https://doi.org/10.1371/journal.pgen.1005378

24. Warburg, O. (1956, 24 de febrero). On the origin of cancer cells. *Science, 123*(3191), 309-314. https://doi.org/10.1126/science.123.3191.309

25. Gottlieb, E. y Tomlinson, I. P. (2005, noviembre). Mitochondrial tumour suppressors: a genetic and biochemical update. *Nature Reviews Cancer,* 5(11), 857-866. https://doi.org/10.1038/nrc1737

26. Goldman, L., Ausiello, D. A. y Schafer, A. I. (2016). *Tratado de medicina interna. Ed. 25.* Elsevier Health.

27. Marx, J., Hockberger, R. y Walls, R. (2014). *Rosen's emergency Medicine - Concepts and clinical practice, 2-Volume Set. 8th Edition.* Elsevier Health.

28. Walker, B., Colledge, N. R., Ralston, S. y Penman, I. (Eds.). (2014). *Davidson's principles and practice of Medicine. 22nd edition*. Churchill Livingstone.

29. Gorton, H. C. y Jarvis, K. (1999). The effectiveness of vitamin C in preventing and relieving the symptoms of virus-induced respiratory infections. *Journal of Manipulative and Physiological Therapeutics*, 22(8). http://doi.org/brkdrr

30. National Institutes of Health [NIH]. (s. f.). *Dietary supplement fact sheets*. https://ods.od.nih.gov/factsheets/list-all/

31. U.S. Department of Agriculture [USDA]. (s. f.). *Agricultural Research Service*. https://www.ars.usda.gov/

32. Fat Secret. (2019). *Your key to success. Fat Secret*. https://www.fatsecret.com

33. Mayo Clinic. (2019). *Find diseases & conditions*. www.mayoclinic.org

34. Flechtner-Mors, M., Boehm, B. O., Wittmann, R. y Thoma, U. (2010, julio). Enhanced weight loss with protein enriched meal replacements in subjects with the metabolic syndrome. *Diabetes/Metabolism Research and Reviews*, 26(5), 393-405. https://doi.org/10.1002/dmrr.1097

35. MedlinePlus. (2019). *Síndrome metabólico*. https://medlineplus.gov/spanish/metabolicsyndrome.html

36. Coker, R. H., Miller, S., Schutzler, S. E., Deutz, N. y Wolfe, R. R. (2012, diciembre). Whey protein and essential amino acids promote the reduction of adipose tissue and increased muscle protein synthesis during caloric restriction-induced weight loss in elderly, obese individuals. *Nutrition Journal*, 11(1), 105. https://doi.org/10.1186/1475-2891-11-105

37. Verreijen, A., Engberink, M. F., Memelink, R. y Van Der Plas, S. E. (2015, septiembre). Effect of a high protein diet and/or resistance exercise on the preservation of fat free mass during weight loss in overweight and obese older adults: a randomized controlled trial. *Clinical Nutrition, 34*(1). http://doi.org/d6wv

38. Greenbaum, H. y Rubinstein, D. (2012, 23 de marzo). Who made that granola? *The New York Times.* https://nyti.ms/3gdUODD

39. MedlinePlus. (s. f.). *Vitamin D.* https://medlineplus.gov/vitamind.html

40. Neale, R. E, Khan, S. R., Lucas, R. M., Waterhouse, M., Whiteman, D. C. y Olsen, C. M. (2019, 4 de abril). The effect of sunscreen on vitamin D: a review. *British Journal of Dermatology, 181*(5), 907-915. https://doi.org/10.1111/bjd.17980

41. Valenzuela, A., Yáñez, C. G. y Golusda, C. (2010, diciembre). ¿Mantequilla o margarina? Diez años después. *Revista Chilena de Nutrición, 37*(4), 505-513. http://dx.doi.org/10.4067/S0717-75182010000400012

42. Zock, P. L. y Katan, M. J. (1997). Butter, margarine and serum lipoproteins. *Atherosclerosis.* https://doi.org/10.1016/S0021-9150(96)06063-7

43. Garzón, G. A. (2008). Las antocianinas como colorantes naturales y compuestos bioactivos: revisión. *Acta Biológica Colombiana, 13*(3), 27-36. Universidad Nacional de Colombia, Bogotá. http://www.redalyc.org/articulo.oa?id=319028004002

44. MedlinePlus. (s. f.). *Vitamin A.* https://medlineplus.gov/ency/article/002400.htm

45. Ministerio de Salud y Protección Social. (2016). *Rotulado nutricional de alimentos envasados. Guía para las manipuladoras de alimentos.* https://bit.ly/2Q4eZJI

46. Food and Drug Administration [FDA]. (s. f.). *Cómo usar la etiqueta de información nutricional. Manual de instrucciones para adultos mayores.* https://www.fda.gov/media/80651/download

47. De Brito Sampaio, L. P. (2016). Ketogenic diet for epilepsy treatment. *Arquivos de Neuro-Psiquiatria, 74*(10), 842-848. https://doi.org/10.1590/0004-282X20160116

48. Neal, E. G., Chaffe, H., Schwartz, R. H., Lawson, M. S., Edwards, N., Fitzsimmons, G., Whitney, A. y Cross, J. H. (2008, 1 de junio). The ketogenic diet for the treatment of childhood epilepsy: a randomised controlled trial. *The Lancet Neurology, 7*(6), 500-506. https://doi.org/10.1016/S1474-4422(08)70092-9

49. Seyfried, T. N. y Shelton, L. M. (2010, enero). Cancer as a metabolic disease. *Nutrition & Metabolism (Lond.), 7*(7). https://doi.org/10.1186/1743-7075-7-7

50. Morris, M. C., Evans, D. A., Bienias, J. L., Tangney, C. C., Bennett, D. A., Aggarwal, N., Schneider, J. y Wilson, R. S. (2003, febrero). Dietary fats and the risk of incident Alzheimer disease. *Arch Neurol., 60*(2), 194-200. https://doi.org/10.1001/archneur.60.2.194

51. Laitinen, M. H., Ngandu, T., Rovio, S., Helkala, E. L., Uusitalo, U., Viitanen, M., Nissinen, A., Tuomilehto, J., Soininen, H. y Kivipelto, M. (2006, 19 de mayo). Fat intake at midlife and risk of dementia and Alzheimer's disease: a population-based study. *Dement. Geriatr. Cogn. Disord., 22*(1), 99-107. https://doi.org/10.1159/000093478

52. Fundación René Quinton. (s. f.). *¿Quién fue René Quinton?* https://www.fundacionrenequinton.org/quinton/

53. Mayo Clinic. (2018). *Dieta paleo. ¿Qué es y por qué es tan popular?* https://mayocl.in/3ha3tbL

54. Turner, B. L. y Thompson, A. L. (2013, agosto). Beyond the Paleolithic prescription: incorporating diversity and flexibility in

the study of human diet evolution. *Nutrition Reviews, 71*(8), 501-510. https://doi.org/10.1111/nure.12039

55. Mayo Clinic. (2018). *Tapeworm infection.* https://mayocl.in/2Q8jq68

56. Organización Mundial de la Salud [OMS]. (2019). *Teniasis y cisticercosis.* https://www.who.int/es/news-room/fact-sheets/detail/taeniasis-cysticercosis

57. Banting, W. (1993, marzo). Letter on corpulence, addressed to the public. *Obesity Research, 1*(2), 153-163. https://bit.ly/2Q4eSxR

58. National Institutes of Health [NIH]. (2019). *Vitamin B12.* https://ods.od.nih.gov/factsheets/VitaminB12-HealthProfessional/

59. U.S. Department of Agriculture [USDA]. (s. f.). *U.S. Department of Agriculture.* https://www.usda.gov/

60. Plaza Martín, A. M. (2013). Alergia a proteínas de leche de vaca. *Protoc. Diagn. Ter. Pediatr.,* (1), 51-61. https://bit.ly/34fkiye

61. Somboonwong, J. y Duansak, N. (2004, octubre). The therapeutic efficacy and properties of topical aloe vera in thermal burns. *Journal of the Medical Association of Thailand, Chotmaihet thangphaet, 87*(Suppl. 4), S69-78.

62. Feily, A, y Namazi, M. R. (2009, 31 de enero). Aloe vera in dermatology: a brief review. *Giornale Italiano di Dermatologia e Venereologia: Organo Ufficiale, Societa Italiana di Dermatologia e Sifilografia, 144*(1), 85-91.

63. American Diabetes Association. (s. f.). *American Diabetes Association.* https://www.diabetes.org/

64. Cittadini, M., Almenar, L., Scagliarini, S., Vallone, R. y Herguis, M. M. (s. f.). *La soja y su seguridad alimentaria.* https://bit.ly/34gke1d

65. Appleby, P., Roddam, A., Allen, N. y Key, T. (2007, 7 de febrero). Comparative fracture risk in vegetarians and nonvegetarians in

EPIC-Oxford. *European Journal of Clinical Nutrition (EJCN)*, (61), 1400-1406. https://doi.org/10.1038/sj.ejcn.1602659

66. Mayo Clinic. (2020). *Hipotiroidismo (tiroides hipoactiva)*. https://mayocl.in/3iVT8QW

67. Tarragó-Castellanos, R. y Arenas-Ríos, E. (2019, enero). Fitoestrógenos: un ejemplo de perturbador endócrino. En UABJO, *El espermatozoide: una mirada desde México*, edición 1, capítulo 7 (pp.153-173).

68. Ch'ng, C. L., Jones, M. K. y Kingham, J. G. C. (2007, octubre). Celiac disease and autoimmune thyroid disease. *Clinical Medicine & Research (CM&R)*, 5(3), 184-192. https://doi.org/10.3121/cmr.2007.738

69. Lucki, N. C. y Sewer, M. B. (2011, 3 de junio). Genistein stimulates MCF-7 breast cancer cell growth by inducing acid ceramidase (ASAH1) gene expression. *The Journal of Biological Chemistry*, 286(22), 19399-19409. https://doi.org/10.1074/jbc.M110.195826

70. Anawalt, B. D., Braunstein, G. D. y Matsumoto, A. M. (2011, 1 de enero). Ginecomastia. *The Journal of Clinical Endocrinology & Metabolism (JCEM)*, 96(1), E2. https://doi.org/10.1210/jcem.96.1.9998